微整形美容实践基础与提升

肉毒毒素、填充剂
与皮肤年轻化

FUNDAMENTALS FOR COSMETIC PRACTICE
TOXINS, FILLERS, SKIN, AND PATIENTS

主　编　（英）迈克尔·帕克（Michael Parker）

主　审　马战胜　何风雷

主　译　李书娟　周　颖　叶瑞红　李旭平

副主译　赵　路　冯文燕　李建钢　韩宝三

北方联合出版传媒（集团）股份有限公司
辽宁科学技术出版社

Fundamentals for Cosmetic Practice Toxins, Fillers, Skin, and Patients 1st Edition / by Michael Parker / ISBN: 9781032057125

图书在版编目（CIP）数据

微整形美容实践基础与提升：肉毒毒素、填充剂与皮肤年轻化/（英）迈克尔·帕克 (Michael Parker) 主编；李书娟等主译. -- 沈阳：辽宁科学技术出版社，2024. 11. -- ISBN 978-7-5591-3885-9

Ⅰ. R622

中国国家版本馆 CIP 数据核字第 2024X4D661 号

出版发行：辽宁科学技术出版社
　　　　　（地址：沈阳市和平区十一纬路25号　邮编：110003）
印　刷　者：无锡童文印刷有限公司
经　销　者：各地新华书店
幅面尺寸：210 mm × 285 mm
印　　张：11
字　　数：280 千字
附　　件：4
出版时间：2024 年 11 月第 1 版
印刷时间：2024 年 11 月第 1 次印刷
责任编辑：凌　敏　于　倩
封面设计：吴亦锋
版式设计：袁　舒
责任校对：闻　洋

书　　号：ISBN 978-7-5591-3885-9
定　　价：198.00元

联系电话：024—23284356
邮购热线：024—23284502
E—mail:lingmin19@163.com
http://www.lnkj.com.cn

献给我亲爱的 Rhianna，没有她我就不会踏上这段旅程。

审译专家名单

主 审

马战胜　武警河南总队医院

何风雷　南阳肤原祛疤门诊部

主 译

李书娟　科笛集团

周　颖　新乡市艾斯特化妆品有限公司

叶瑞红　郑州欧华医疗美容医院

李旭平　深圳博爱曙光医院

副主译

赵　路　成都高新璐玛美科医疗美容诊所有限公司

冯文燕　广州悦美医疗美容门诊部

李建钢　成都素美医疗美容医院

韩宝三　上海交通大学医学院附属新华医院

总策划

李丽丽　北京和协图书有限公司

参译者名单

白怀瑞　卡俪尔医疗管理集团

兰　斌　美漾医疗美容有限公司

张　岩　新乡新机医疗美容门诊部　张岩医疗美容诊所

庄　雷　新世纪烧伤整形医院

温昌穗　杭州艺星医疗美容医院

张　黎　浙二国际医学中心明州医院

金　铭　北京大美优医细胞生物科技有限公司

刘双欢　韩加医疗美容门诊部

胡白良　成都西韩医疗美容诊所

李学英　淄博爱颜医疗美容整形医院

俞晓鹏　南通韩美医疗美容医院

任　勃　苏州玺尔美医疗美容诊所

温志华　郑州星璨医疗美容医院

李　潮　台州维多利亚医疗美容医院

朱丽华　上饶尚美医疗美容门诊部

张语珈　焕妍佳人医疗美容集团

刘大伟　大连光普医疗美容门诊部

刘维东　昆明市西山蓝花楹医疗美容诊所

全　蕊　云南原素医疗美容机构

曾德渊　平顶山市新华区曾大夫医疗美容门诊部

贾鹏飞　贾鹏飞医疗美容医院

徐振乔　苏州智美医疗美容医院 南通灿妍医疗美容医院

吴　华　深圳艾瑞莎医疗美容门诊部

彭麟茹　宇之奇医疗美容集团

刘庆美　北京伊林美博咨询有限公司可思美医疗美容诊所

余立峰　上海安禾美阁医疗美容门诊部

方文师　新乡星权医美中心

郭彩倪　马来西亚博奥美学医美机构

叶静怡　瑞典 Akademiska Sjukhuset 医院

郝淇煜　淳美集团公司

毛迪·叶尔江　福建医科大学

蔺卫娟　天然膜吧连锁美容机构

郑婼兮　婼兮整形美容机构

杨从梅　昆明从梅健康管理有限公司

郭露露　广东清远纤靓美健康管理有限公司

赵莎莎　河南领研堂健康管理有限公司

主审简介

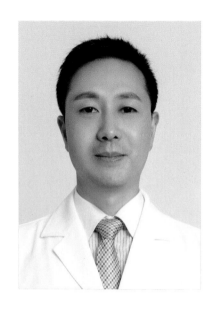

马战胜 男，主治医师，皮肤美容主诊医师，美容外科主诊医师，武警河南总队医院皮肤科主治医师。肋软骨精准切片专利发明人。

从事医疗美容整形工作近 20 年，临床手术经验丰富，曾先后师从韩国面部整形专家曹仁昌、亚洲鼻王郑东学。与美国达拉斯鼻整形专家 Road J. Rohuich、Jack P. Gunter 等教授进行长年学术交流。将中西方整形技术融会贯通，形成了独具一格的面部整形流派，对达拉斯肋骨鼻修复、眼睑美容整形修复及面部年轻化、SMAS 除皱有较深的造诣。

中国整形美容协会中西医结合分会 SMAS 除皱专委会常务委员，中国整形美容协会中西医结合分会皮肤综合抗衰专委会常务委员，中国整形美容协会中西医结合分会第二届理事等。

曾多次作为演讲嘉宾受邀参加中国整形美容协会中西医结合整形年会，参加 2021 年第二届中国医学美容新技术高峰论坛大赛并荣获三等奖，参译《面部除皱术艺术与科学》《鼻整形术·解剖与临床图谱》《眼整形艺术》和《保留性鼻整形术》等。

主攻面颈部年轻化 SMAS 除皱及微创手术。擅长对各类线雕，眼、鼻整形后及注射后并发症进行修复治疗。对难治性痤疮、瘢痕、疮疡及银屑病等疑难杂症的治疗有专长。

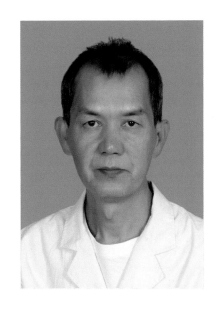

何风雷　男，副主任医师，中医美容科主诊医师，南阳肤原祛疤门诊部创始人，郑东智美海棠医疗美容门诊部技术院长。

中国整形美容协会瘢痕医学分会委员，中国整形美容协会健康智慧医美分会理事，河南省美容协会医学美容专业委员会委员。

从事烧伤整形工作20余年，临床诊疗经验丰富，曾进修于空军军医大学西京医院，南部战区总医院，并多次赴全国各地医疗美容整形机构交流学习。

发表医学论文6篇，荣获市级科技成果奖一项。长期致力于临床一线工作，基本功扎实，经验丰富，技术全面，擅长眼部美容整形及修复手术、眼周年轻化、面部年轻化手术及微创治疗，对皮肤瘢痕修复和皮肤烧伤整形美容有独到见解和深入研究。

20多年的工作经历造就了诊治烧伤整形美容外科疾病的丰富经验和精湛的手术技巧，在创伤美容整形外科、面颈部美容整形外科、注射美容等微整形、体表瘢痕的治疗、大面积危重烧伤、电烧伤、严重复合伤、急慢性创面的治疗等方面临床经验丰富。

主译简介

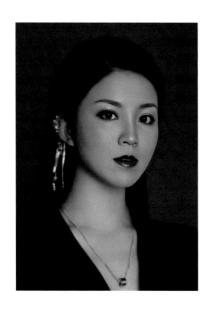

李书娟　女，主治医师，复旦大学附属华山医院皮肤病与性病学硕士，现任科笛集团高级医学总监。

从事医疗美容行业 10 余年，曾进修于国内多家三甲医院皮肤美容科。中国医师协会皮肤科分会会员，中华医学会皮肤性病学分会会员，中国整形美容协会健康智慧医美分会理事。《微整形美容实践基础与提升：肉毒毒素、填充剂与皮肤年轻化》主译，临床执业医师背景，擅长国际性学术交流合作，曾就职于多家全球 500 强知名药企，从事皮肤科和医学美容领域相关医学事务。曾参与国内皮肤科及医美领域多项大型临床试验，对前沿医药技术及创新型医美产品注册具有丰富经验。

微信号：lishujuan5847

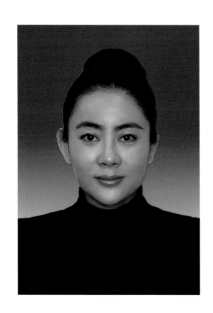

周　颖　女，美容外科专家，新乡市艾斯特化妆品有限公司创始人、董事长，中韩国际整形美容学会会员，韩国 kilff 高级培训讲师，德鑫女王外泌体水光、冻干粉胶原蛋白产品总监，高级美学设计师。《精修线雕：埋线抗衰老综合临床实用指南》学术秘书、培训主管。曾多次亲临韩国，中国香港、台湾等地的美容整形机构交流学习。擅长 PDO 蛋白线、PLLA 童颜线雕抗衰老技术，对面部微雕、瘢痕消除、祛皱抗衰老非手术治疗和微整形美学设计有良好的理论基础和临床实操经验，在医美整形咨询、微整形项目营销整合等方面有丰富的市场营销管理经验。

微信号：meilirensheng72555

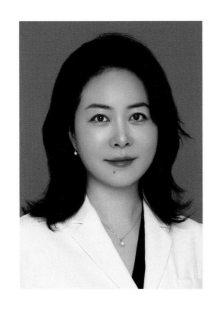

叶瑞红　女，主治医师，整形外科主诊医师，现就职于郑州欧华医疗美容医院，中国整形外科内镜与微创注射年轻化分会委员，中国整形外科内镜与微创私密分会委员，中国整形美容协会医美设计与咨询分会容貌年轻化专业委员会委员，中西医结合分会骨抗衰再生材料专业委员会委员，ICMA（国际医疗美容整形协会）理事，《安全有效地注射填充实用指南》中文译者。从事整形美容外科工作10余年，乔雅登、伊妍仕少女针、艾维岚、艾莉薇、弗曼胶原蛋白、嗨体等产品指定注射医师。擅长筋膜悬吊固定提升、乔雅登MD-CODES液态提升、少女针PCL注射提升、艾维岚全面部应用、无痕祛眼袋、不开刀鼻综合及私密抗衰年轻化注射技术等。

微信号：Yrh142579

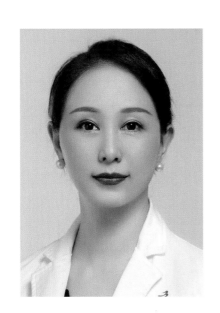

李旭平　女，主治医师，整形外科主诊医师，深圳博爱曙光医院微整形科主任。曾任郑州美莱、西安国际医学中心医院整形医院微整形注射科主任等，曾进修于中国医学科学院整形外科医院（八大处整形医院）。中国整形美容协会会员，中华整形大典医学编委，河南省医学美容专业委员会副会长，陕西省整形美容协会委员、特聘讲师，艾尔建认证注射导师，第三届双美胶原蛋白CIC技能大赛全国27强。从事整形美容外科16年，临床治疗案例累计1万多人，擅长微整形抗衰注射技术、线雕提升术、眼整形修复、私密年轻化注射及手术等，美商高、技术精准细腻。

微信号：meilitianshi176318

副主译简介

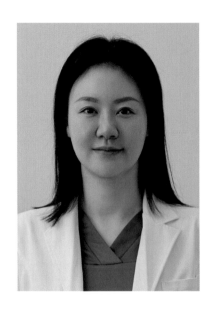

赵 路 女，美容主诊医师，医学美容硕士，大学外科讲师。成都高新璐玛美科医疗美容诊所创始人。中国整形美容协会会员，中国整形美容协会健康智慧医美分会理事，四川美容整形协会理事。北京和协有限公司医美图书中心学术顾问，《微整形美容实践基础与提升：肉毒毒素、填充剂与皮肤年轻化》副主译。从事医疗美容工作10多年，擅长透明质酸、肉毒毒素、胶原蛋白、童颜针等各种材料的微整形注射，蛋白线提升等非手术身体年轻化项目，对医学美学设计与咨询和美容皮肤化妆品产品有比较深入的研究。

微信号：zhaolu6662887

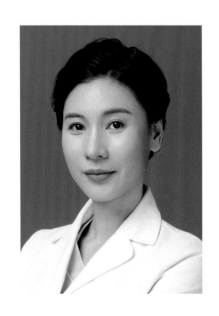

冯文燕 女，主治医师，美容中医科主诊医师，毕业于广州中医药大学中西医结合专业。现就职于广州悦美医疗美容门诊部，中韩国际整形美容学会会员，中国整形美容协会健康智慧医美分会理事，中国中西医结合学会医学美容专业委员会委员，中国非公立医疗机构协会整形与美容专业委员会委员，韩国kilff培训讲师，曾就职于广州医药与健康研究中心。北京和协有限公司医美图书中心学术顾问，《微整形美容实践基础与提升：肉毒毒素、填充剂与皮肤年轻化》副主译。从事医美工作10余年，擅长面部抗衰、美学设计、微整形注射、线雕提升等非手术年轻化技术。善于运用独特的外轮廓固定技术，对中医皮肤美容及健康医美等有深入研究，对蛋白线等无创美容产品进行面部精雕塑形和面部美学设计有独到见解，倡导健康医美达到面部年轻化目的的理念。

微信号：Fiona411

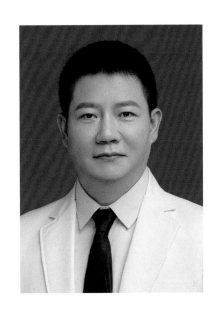

李建钢 男，副主任医师，美容外科主诊医师，中华医学会医学美学与美容学会专科会员，中华医师协会医学美容专家库成员，中国整形外科微创与面部年轻化专业委员会委员。曾担任新疆华美整形医院微创中心主任、大连瑞丽整形美容医院院长、成都瑞美瑞亚整形美容医院技术院长、成都羽妃医疗美容医院院长，现任成都素美医疗美容医院院长。北京和协有限公司医美图书中心荣誉顾问，《微整形美容实践基础与提升：肉毒毒素、填充剂与皮肤年轻化》副主译。擅长：微创注射、埋线技术提升、脂肪移植、五官精细化手术、丰胸、体形雕塑、私密整形。

微信号：lijiangang1972

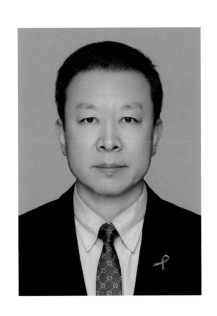

韩宝三 男，博士，主任医师，博士研究生导师，上海交通大学医学院附属新华医院乳腺外科学科带头人，国内著名乳腺外科手术学专家，中国乳房重建外科联盟主席，粉红丝带公益基金理事长，与美丽同行志愿者联盟主席。在中国整形美容协会、中国医师协会、中国抗癌协会、中国康复医学会、中国中西医结合学会和中国妇幼保健协会等40余个学术组织兼任主任委员、副主任委员或常务委员，主编、副主编《乳腺外科学》《乳房美容外科学》《乳房重建图谱》《乳房重建：肿瘤整形技术》《乳腺疾病护理学》和《女性私密美容医学》等专著16部，共同主持了国内第一部《中国男性乳房发育临床诊治专家共识》，开展国内首例手术10余项，倡导的"精准·精心·精美"手术学新模式已超300场会议演讲。更多学术介绍请在抖音、小红书、微博和今日头条直接搜索"韩宝三"。

参译者简介

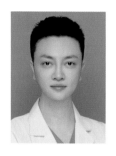

白怀瑞（Dr. WI BAEK） 男，医学博士，卡俪尔医疗管理集团创始人，科俪尔连锁医疗抗衰诊所创始人，英国剑桥大学博士后，韩国汉阳大学医学博士，美国波士顿麻省总院访问学者（博士阶段），美国纽约高盛整形医院亚洲人种抗衰顾问，6D抗衰专业及营销教育提升课主讲人，如何成为名校生家长观念转型课主讲人，让孩子走进世界名校学生启蒙课主讲人。

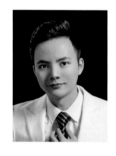

兰　斌　男，主治医师，美漾医疗美容有限公司技术院长。中国整形美容协会抗衰老医学分会理事，中国整形美容协会健康智慧医美分会理事，亚太国际线雕整形美容协会常务委员，PPDO线雕亚太地区培训导师，液态提升国家专利发明人，北京和协有限公司医美图书中心学术顾问。从事医疗美容行业10余年，擅长项目：液态提升、微拉提、面部年轻化幼态提升、私密抗衰年轻化等。

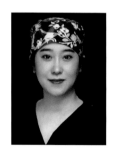

张　岩　女，副主任医师，新乡新机医疗美容门诊部美容科主任，张岩医疗美容诊所院长，中国整形美容协会中西医结合分会微整形年轻化专业委员会委员，中国整形美容协会医美设计与咨询分会容貌年轻化专业委员会委员，国际整形美容协会私密整形专业委员会委员。从事整形行业30年，擅长局麻下吸脂体雕手术、面部脂肪移植平衡术微整形抗衰、微创无痕祛眼袋、私密微整形抗衰。提倡安全、有效、零风险的抗衰理念。

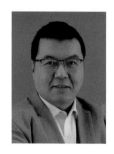

庄　雷　男，副主任医师，新世纪烧伤整形医院院长，中国整形美容协会瘢痕医学分会委员，南阳市整形美容学会常务委员。从事烧伤整形与医学美容20余年，荣获市级科技进步成果二等奖一项。先后进修学习于北京积水潭医院烧伤整形科，北京黄寺美容外科医院。精通肉毒毒素、透明质酸、胶原蛋白、自体脂肪填充等精细注射美容和瘢痕整形及美容外科手术。

（微信号：wxid_mbbpjfpzu2sb22）

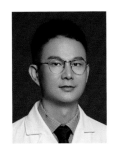

温昌穗 男，副主任医师，美容主诊医师，美容皮肤科专家。福建医科大学毕业，杭州艺星医疗美容医院技术院长，《微整形美容实践基础与提升：肉毒毒素、填充剂与皮肤年轻化》核心译者，北京和协有限公司医美图书中心学术顾问。从事医疗美容行业 10 余年，擅长透明质酸、肉毒毒素、童颜针、胶原蛋白等各种材料微整形注射美容技术，高级美学设计师，是光影美学和视觉错觉在注射填充中运用践行者。

（微信号：wcs11711）

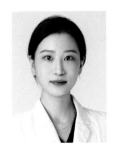

张 黎 女，主治医师，浙二国际医学中心明州医院美容皮肤科主诊医生，中国整形美容协会面部年轻化分会委员，中国整形美容协会健康智慧医美分会理事，艾维岚、童颜针、乔雅登、保妥适等各种规范化美容整形材料指定注射专家。从事整形美容行业 10 余年，擅长皮肤激光美容、中胚层美肤、微整形注射、全面部年轻化抗衰、眼周抗衰、童颜幼态脸、轮廓固定提升等。

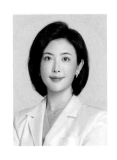

金 铭 女，主治医师，美容主诊医师，中国医师协会美容分会会员，中华医学会整形外科分会医学艺术学组成员，中韩美业交流协会会员，KEEPLIFT 中国区线雕专家，明星指定注射专家，北京大美优医细胞生物科技有限公司创始人，北京和协有限公司医美图书中心学术顾问。从事医疗美容行业 10 余年，擅长微整形注射美容、蛋白线埋线提升、私密抗衰年轻化等技术。

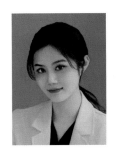

刘双欢 女，主治医师，美容皮肤科主诊医师，现就职于韩加医疗美容门诊部，中国整形美容协会面部年轻化分会委员，中国整形美容协会健康智慧医美分会理事，乔雅登、双美胶原蛋白、艾维岚童颜针、菲林普利、艾莉薇、保妥适、FILLMED 注射指定专家，碧萃诗透明质酸明星讲师团首席专家。擅长：面部轮廓塑形，眼周 9 层塔状结构重建，全面部逆龄抗衰，独创"7D 提升法"专为亚洲人量身定制。

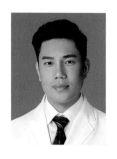

胡白良 男，副主任医师，美容外科主诊医师，成都西韩医疗美容诊所创始人，高定美学设计导师，年轻化变美国家专利研发人，西韩美业创业女性变富平台创始人，医学美容专家，中国整形美容协会会员，四川省美容整形协会理事，四川省美容整形协会眼整形分会常务理事。从事医学美容整形行业10余年，擅长精细化美学眼整形、无痕长效祛鼻唇沟、3D星颜青春术。

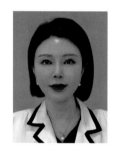

李学英 女，副主任医师，淄博爱颜医疗美容整形医院，中国整形美容协会会员，山东省整形美容协会会员，艾尔建美学、学苑学者，艾尔建情绪美学MD-CODES注射技术讲师，艾尔建美学保妥适指定注射医师，艾尔建美学乔雅登指定注射医师，中国华熙生物润致玻尿酸首席注射专家，中国华熙生物润致娃娃针教学培训导师。从事美容整形行业20余年，极富现代审美观，强调顾客的个性化需求，擅长面部精细化雕塑。

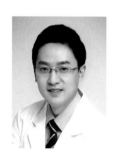

俞晓鹏 男，主治医师，南通韩美医疗美容医院院长，医疗美容主诊医师，俏10岁提升、微提（人工韧带）和轻盈贴合技术（馒化脸治疗）研发人，拥有人工韧带等多项专利。擅长面部年轻化提升技术、面部微创精雕技术，多次赴欧美日韩进行技术交流。从事医疗美容行业20余年，一直崇尚自然美学理念，以简单、微创、高效、精益求精的技术收获了大批的忠实医美粉丝，在行业内具有很高的美誉度。

（微信号：dryu2004）

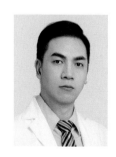

任 勃 男，主治医师，美容皮肤科主诊医生，苏州玺尔美医疗美容诊所技术院长。中华医学会激光医学分会会员，中国医师协会整形与美容分会西南分会会员，美国PicoWay新锐医师，童颜线中国区认证临床使用医师，美迪塑指定专家医师，乔雅登官方认证注射医师，少女针官方认证注射医师。擅长面部五官精雕、全面部抗衰年轻化、V脸塑形等微整形美容项目。

（微信号：rengeit）

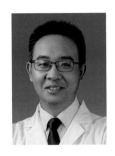

温志华 男，副主任医师，美容主诊医师，郑州星璨医疗美容医院技术院长。中国整形美容协会面部年轻化分会常务委员，河南省医学美容专家委员会修复专家，微拉美百台手术大师。近20年医疗美容工作经验，8年专研内镜双平面炫酷假体丰胸术，致力于女士形体线条美，擅长对面部拉皮的提升效果及痕迹进行处理，开展多次手术演示及培训。擅长胸部整形、美体精雕塑形、脂肪填充、面部多层次悬吊提升、私密阴道紧缩等。

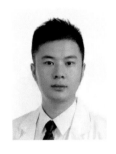

李 潮 男，主治医师，美容外科主诊医师，台州维多利亚医疗美容医院微整形专家，中华医学会医师学会会员，乔雅登、伊妍仕、瑞蓝、双美、艾维岚、悦龄塑、弗曼胶原蛋白、贝丽菲尔、艾塑菲等新材料产品认证注射专家。从事整形美容外科10余年，擅长项目：气质微整形，耳基底提升，外轮廓重塑，灵动幼态眼，头型调整，肩部美学及动感果冻胸打造。

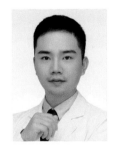

朱丽华 男，主治医师，美容主诊医师，上饶尚美医疗美容门诊部微整形专家。亚太国际线雕协会会员，中国整形美容协会面部年轻化分会委员，中国整形美容协会健康智慧医美分会理事，北京和协有限公司医美图书中心学术顾问。瑞蓝、乔雅登、艾维岚童颜针、双美胶原蛋白、保妥适、dysport（吉适）认证注射专家。从事医疗美容行业10余年，擅长面部抗衰除皱、轮廓塑形、蛋白线埋线提升等非手术身体年轻化技术。

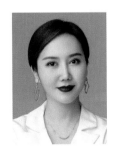

张语珈 女，焕妍佳人医疗美容集团创始人，美伦塑项目全国运营总监，中国抗衰老协会副会长，中国台湾美学协会副会长，中国整形美容协会健康智慧医美分会理事，医美企业运营实战专家，北京和协书店医美图书中心学术顾问。从事医疗美容行业近20年，擅长医美市场营销管理，在微整形注射美容、皮肤抗衰老年轻化、面部微雕技术等项目的运营管理方面有丰富的经验。

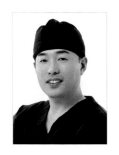

刘大伟 男，副主任医师，美容主诊医师，大连光普医疗美容门诊部院长。中国整形美容协会会员，大韩整形美容协会会员，国际医疗整形美容协会会员，中国整形美容协会中西医结合分会微整形年轻化专业委员会委员、乳房与私密整形专业委员会委员、眼鼻综合医学专业委员会委员、皮肤综合抗衰专业委员会委员。从事医疗美容行业20余年，是多种规范化美容整形材料认证医师。

（微信号：jeep5921）

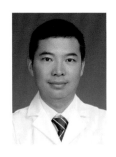

刘维东 男，主治医师，美容外科主诊医师，昆明市西山蓝花楹医疗美容诊所技术院长，中国整形美容协会面部年轻化分会委员，中国整形美容协会、医美之都产业协会特邀讲者，乔雅登、濡白天使、高德美、保妥适、昊海生科、双美、菲林普利、艾莉薇认证注射专家，美国Quill线雕学院医师，韩国美迪塑线雕培训导师，蓝钻鱼骨线培训导师，童颜线认证医师。擅长全面部精雕、皮肤美容激光、全面部逆龄抗衰。

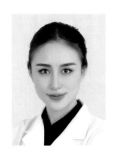

全 蕊 女，主治医师，皮肤科主诊医师，云南原素医疗美容机构皮肤科主任。亚洲医疗美容交流协会委员，中国整形美容协会微创与皮肤整形美容分会委员。拥有10余年的皮肤美容治疗经验，一直致力于面部综合化美肤治疗，结合不同客户皮肤的适应性，有效利用先进激光美容医疗设备，综合光电、非手术注射微雕等技术，让客户在短期内达到满意、安全的效果。

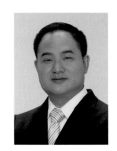

曾德渊 男，主治医师，美容外科主诊医师，平顶山市新华区曾大夫医疗美容门诊部创始人。中国整形美容协会会员，中国整形美容协会眼整形美容分会委员，中国整形美容协会损伤救治康复分会委员，原广州美莱华南旗舰店整形专家，长沙亚韩整形美容外科专家，国内经验丰富眼鼻整形专家，学院派脂肪整形名家。擅长眼鼻综合整形、面部年轻化抗衰、脂肪整形、假体隆胸、私密整形等。

（微信号：zdey88888）

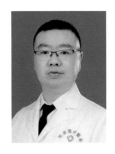

贾鹏飞　男，主治医师，硕士研究生，贾鹏飞医疗美容医院院长，洛阳市医学会整形美容委员会委员，中韩整形美容协会会员，研修于第四军医大学西京整形外科医院，多次到韩国、中国台湾及欧美多国学习整形美容及抗衰老新技术，从事整形外科工作18年，成功完成上万例美容手术，擅长双眼皮、眼袋、隆鼻、除皱、面部松弛提升、透明质酸填充及面部线雕年轻化。

（微信号：jpf15896518511）

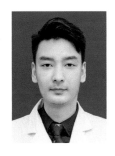

徐振乔　男，主治医师，美容外科主诊医师，苏州智美医疗美容医院联合创始人，南通灿妍医疗美容医院联合创始人。中华医学会医师学会会员，中国整形美容协会健康智慧医美分会理事，乔雅登、伊妍仕、双美、艾维岚、悦龄塑、艾塑菲认证注射专家。从事整形美容外科工作10余年，擅长项目：美学设计定制，抗衰老年轻化定制，再生材料的联合治疗，以自然无整形痕迹为研究方向。

（微信号：xj179043732）

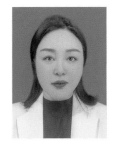

吴　华　女，主治医师，美容外科主诊医师，深圳艾瑞莎医疗美容门诊部创始人，深圳市艾瑞莎生物有限公司创始人。中国整形美容协会会员，中国整形美容协会健康智慧医美分会理事，北京和协有限公司医美图书中心学术顾问。从事医疗美容工作20余年，临床实践经验丰富，擅长面部微整形注射美容、私人定制精雕，手术技术全面，是双美、艾维岚、濡白天使、艾莉薇等认证注射医生。

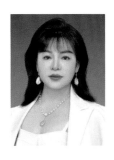

彭麟茹　女，主治医师，皮肤科主诊医师，宇之奇医疗美容集团院长。中国整形美容协会高级医美咨询设计师，中国美容学会会员，中国形象设计协会理事，中国整形美容协会健康智慧医美分会理事，北京和协有限公司医美图书中心学术顾问。从事医疗美容工作20余年，临床实践经验丰富，专注皮肤美容抗衰老技术、微整形塑龄、微整形注射美容等非手术身体年轻化项目。

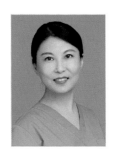

刘庆美 女，美容外科主诊医师，医学硕士研究生，北京伊林美博咨询有限公司可思美医疗美容诊所技术负责人，欧洲注射学院中国分院导师。欧洲皮肤抗衰老协会会员，欧洲医学抗衰老协会会员。多次出访法国、西班牙、比利时、德国进行技术交流。在眼周整形手术、面部线雕提升、面部填充塑形、女性私密手术等方面有丰富的临床经验，主张自然逼真的手术效果，提倡微创整形，把整形手术的损伤程度降到最低。

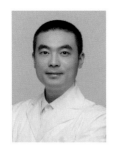

余立峰 男，整形外科副主任医师，美容外科主诊医师，上海安禾美阁医疗美容门诊部技术院长，三维鼻唇沟整形术研发人。北京黄寺医疗美容整形外科技术专家组，国内知名胸部整形专家，河南省整形修复专家常务委员，ATR 问道鼻整形核心成员，中国整形美容协会会员，中韩国际整形美容学会荣誉会员，获2022 年中国整形美容协会年会技术金奖，2024 年中国整形医学美容学术交流大会技术创新奖。

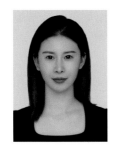

方文师 女，主治医师，新乡星权医美中心创始人。中国整形美容协会会员，SID 皮肤研究学会会员，知名高端材料注射技术认证医师，多次赴韩参加整形论坛，北京和协有限公司医美图书中心学术顾问。从事整形美容临床工作 10 余年，具有深厚的医美专业知识与丰富的临床经验，擅长激光美容、注射美容、高级骨相美学打造、提拉美塑治疗、轮廓固定等皮肤年轻化诊疗。

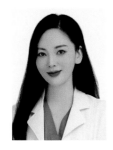

郭彩倪 女，美容外科专家，国际特色诊疗专科职业，毕业于美国阿灵顿大学，马来西亚博奥美学医美机构（BO Aesthetic BHD.SDN）创始人，引导美医疗美容副总，硕肯医疗医学技术总监。中国医学美容分会专家委员会常务委员，东南亚医美协会常务委员，韩国国际皮肤注射美容注射师，韩国国际全身艺术大赛一等奖获得者。从事国际整形美容工作 10 余年，擅长眼整形美容、面部抗衰老年轻化等。

（微信号：Annie-happy1314）

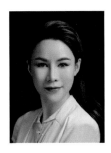

叶静怡 女，副主任医师，瑞典 Karolinska 皇家医学院医学博士，瑞典 Akademiska Sjukhuset 医院皮肤科医师，世界抗衰老医学联合国联盟中国理事长，紫亚兰国际抗衰老医美大会秘书长，欧洲注射学院亚洲分院院长，欧洲多学科抗衰老联盟科学会理事，瑞蓝、艾尔建、丝丽等医美品牌授权医学培训导师，拥有 17 年临床经验，"6D 皇冠童颜提拉技术""水微雕""MVT Codes"创始人。

（微信号：injectacademy）

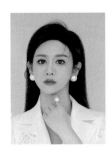

郝淇煜 女，主治医师，淳美集团公司核心负责人，尚秀清颜品牌联合创始人，星璨·双美医疗美容院长，首尔·亚诺医疗美容名誉院长，轻颜颂·医疗整形董事，淳美集团全国技术总监，仟行医美商学院首席导师，问题性肌肤治疗与修复专家。中国整形美容协会会员，浙江省整形美容协会会员，山东整形美容协会特聘顾问。深耕美容整形行业 25 载，具有深厚的专业知识与丰富的临床经验。

（微信号：qiyu750569343）

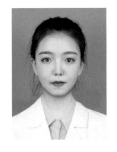

毛迪·叶尔江 女，福建医科大学在读学生，北京和协有限公司医美图书中心学术秘书。热爱临床医学专业，成绩优秀，做事严谨，沟通能力强，具有团队协作精神，《微整形美容实践基础与提升：肉毒毒素、填充剂与皮肤年轻化》核心译者，曾在新疆伊宁市友好医院美容整形科参与临床实践学习。立志成为具有扎实医学基本理论知识、较高的综合素质、较强的实践能力的应用型临床医学人才。

（微信号：wxid_p2emepvty7a022）

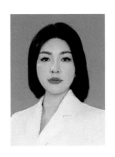

蔺卫娟 女，天然膜吧连锁美容机构创始人，问题性肌肤全国市场总监，斑·敏·痘专业培训讲师，美尚美（集团）临汾分公司负责人、抗衰老设计师，北京和协有限公司医美图书中心学术顾问。从事美容美业工作 10 余年，能够根据客户的皮肤类型和需求，提供专业的全身皮肤护理服务。擅长皮肤美容护理、面部美容美学设计与咨询、美业项目营销运营与培训等。

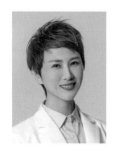

郑婼兮　女，婼兮整形美容机构院长，韩国微整形面部艺术协会终身会员，韩国 KAPAS 整形美容协会荣誉顾问，中国美容学会会员、微整形专业委员会常务委员，MS 中国区面部雕塑大赛评委。从事美容整形咨询设计与运营工作多年，具有丰富的医美机构运营管理经验，深入钻研微整形设计理念，结合先进、安全的注射美容材料，制定个性化的注射美容方案。

（微信号：wxid_aifwt1wrf04k22）

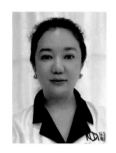

杨从梅　女，昆明从梅健康管理有限公司创始人，中国美容学会会员。1996年开始从事皮肤美容护理工作，1999 年开创第一家从梅美容院，2003 年开始培养美容人才孵化店长，2006 年开启从梅美容连锁经营品牌，2016 年荣获 WPO 世界文绣艺术交流大赛中国奥斯卡文绣行业风云人物称号，2023 年研发创新肌肤莱品牌。从事美业 20 余年，具有深厚的美业专业知识和丰富的项目运营与培训管理经验。

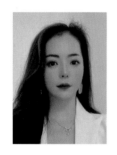

郭露露　女，广东清远纤靓美健康管理有限公司创始人，梵初颜美容连锁机构合伙人。中国整形美容协会医学美学设计与咨询分会会员、医美咨询设计师，中国美容学会会员，韩国美容产业协会会员，韩国健康管理协会会员，韩国 KAPAS 整形美容协会会员。从事美业 10 余年，在皮肤美容护理、医美整形咨询设计、微整形项目营销等方面有丰富的市场运营和管理经验。

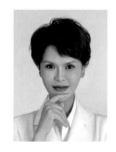

赵莎莎　女，新乡市妇幼保健院北区医院领研堂创始人，河南领研堂健康管理有限公司董事长，中医美容民间验方派第六代传承人，产品配方传承人，中国刺血传承人，脐针脐诊传承人，北京和协有限公司医美图书中心学术顾问。倡导以中医基础理论为指导思想，通过对症选方、因人制宜的养生美容手段，调节机体内外状态、提高人体免疫功能，达到祛斑除痘、美白悦色、除皱驻颜、减肥塑形等效果。

目录

序言

特别感谢 Rhianna Davies 博士、Robert Mooney 博士和 Nathalie Boulding 博士对本书的帮助。

医学美容是一个快速发展的行业，在英国的市值超过 36 亿英镑。寻求非手术美容疗法的消费者众多，而且越来越多的人希望接受培训以进行这些技能操作。

我发现从事非手术美容的过程是非常愉快的，因为这是一个很好的改变，可以按照求美者的需求来满足他们的愿望，这在传统医学中并不常见。帮助个人提升自信心不能被视为是理所当然的特权。

在从事肉毒毒素和皮肤填充剂注射实践多年后，我意识到许多从业者（包括我自己）在接受培训时，在美容实践方面没有得到足够深刻的教育。

"一日课程"的兴起导致新获得资格的从业者产生了一种虚假的安全感，有时会带来毁灭性的后果。

当我刚开始实践时，我也是其中之一，很快我意识到，如：果注射后出现并发症，我没有人可以求助。

这绝对是"生死存亡"的定义。为了保护我的求美者（和我的行医执照），我利用晚上的时间阅读和做笔记，努力使自己成为一名安全负责的从业者。这本书是我研究的结晶。

请注意：本书不构成正式的医疗建议，阅读本书的从业者有责任在其他资料上核对书中的信息，并运用自己的临床判断。本书旨在供合格的医疗专业人士在接受肉毒毒素和皮肤填充剂注射的正规实践培训时阅读。本书绝不应被解释为可替代该领域的正规培训书籍。作者对因使用本书中的材料而导致的人身伤害或财产损失不承担任何责任。

第1章　肉毒毒素的历史

1820 年，一位德国医生 Justinius Kerner 首次对当时被称为"香肠中毒"的疾病进行了系统性观察，并描述了肉毒杆菌中毒的效果。他通过对自身和动物模型进行大量实验发现，肉毒毒素能够中断运动神经（有意识运动）和自主神经（无意识运动），但不会对受试个体的感觉或认知功能产生任何影响。

75 年后的 1895 年，Emile van Ermengem 教授在 34 名参加葬礼的人中发现，他们在食用部分腌制的火腿后出现了肉毒杆菌中毒的症状。他确定梭状芽孢杆菌（Clostridium botulinum）是引起该疾病的病原体。Van Ermengem 教授发现，从葬礼上提供的火腿中提取的物质会在实验动物身上引起类似肉毒杆菌中毒的症状，从而建立了这种细菌与疾病之间的联系。

在 20 世纪 70 年代，Alan Scott 博士首次成功将肉毒毒素应用于医学领域。他对灵长类动物的初步研究表明，只要将微量的肉毒毒素注射到眼睛周围的肌肉里，就能产生持久的麻痹效果，而无明显副作用。在获得美国食品药品监督管理局（FDA）的许可后，Alan Scott 博士开始在旧金山的实验室中生产 A 型肉毒毒素。他推测这可能对治疗斜视有效，并于 1977 年首次将肉毒毒素应用于患有该病的求美者，随后于 1980 年在《美国眼科学会杂志》上发表了他的研究成果。他将自己合成的肉毒毒素命名为"Oculinum"或者"眼睛定位器"。

20 世纪 80 年代末期，Richard Clark 医生发现了肉毒毒素的美容作用。他的一名求美者在面部提升术中出现并发症，导致额部的一条神经麻痹。他意识到神经可能需要长达 2 年的时间才能完全再生，因此他不希望在此期间进行任何进一步的手术干预。Clark 博士了解到 Scott 博士和其他人使用肉毒毒素治疗斜视和面部抽动症的研究，并推测它可能对治疗额头皱纹也有效。在获得 FDA 的批准后，Clark 博士于 1989 年成功治疗了他的求美者，并在《整形与重建外科杂志》上发表了他的研究成果。Clark 博士的研究成果得到 Carruthers 博士夫妇（他们分别是皮肤科医生和眼科医生）的进一步发展。他们成功地将肉毒毒素应用于眉间复合体与皱眉相关的面部主要肌肉群上。他们的研究于 1992 年首次发表。

通过进一步的广泛研究，FDA 批准将 A 型肉毒毒素用于治疗眉间复合体，并且其在美容领域的应用增加。目前，它在美容领域经常用于治疗抬头纹、眉间纹和眼部"鱼尾纹"（**图 1.1**）。

1820	Kerner 博士首次描述肉毒毒素
1895	Van Ergmengem 教授首次分离出梭状芽孢杆菌作为肉毒杆菌中毒的病原菌
1977	肉毒毒素首次被 Scott 博士用于医疗用途
1980	Scott 博士将肉毒毒素的研究首次发表在《美国眼科学会杂志》上
1989	Clark 医生首次使用肉毒毒素进行美容治疗，研究成果发表在《整形与重建外科杂志》上
1989	肉毒毒素获得美国食品药品监督管理局批准，用于治疗斜视和眼睑痉挛
1992	Carruthers 博士夫妇首次使用肉毒毒素治疗眉间复合体
2002	肉毒毒素获得美国食品药品监督管理局批准用于治疗眉间复合体

图 1.1　肉毒毒素研究和实践时间表

第 2 章　皮肤填充剂的历史

由于肉毒毒素在治疗上面部细纹和皱纹方面取得了成功，引发了对治疗下面部年龄相关变化的同等功效产品的需求。消费者对无须住院且副作用最小的非手术治疗的渴望促进了皮肤填充剂领域的创新。要使一个产品被求美者和医生接受，它必须安全、有效、方便和经济实惠。副作用必须最小化，疼痛必须可忍受，且效果需要有可预测的持续时间，同时，产品的存储、制备和使用都应简单明了。目前，全球有超过 35 家公司生产皮肤填充剂，为医生和消费者提供了多种选择。这种多样性的皮肤填充剂选择，使医生能够根据求美者所期望的美容效果，选择具有合适特性的填充剂。

皮肤填充剂的使用最早可以追溯到 1893 年，当时德国医生 Franz Neuber 将求美者手臂上的自体脂肪移植到面部，用于填补凹陷和重建瘢痕。在 19 世纪末，首个外源性美容注射填充剂使用的是石蜡，然而，由于出现了栓塞、移位和肉芽肿等严重并发症，这种方法很快就被废弃了。在 20 世纪 40—50 年代，硅胶被用作皮肤填充剂，但它从未被 FDA 批准用于面部填充。由于其副作用，包括硅胶栓塞综合征、结节和肉芽肿等，自 1992 年起，硅胶被禁止作为外源性皮肤填充剂使用。硅胶栓塞综合征被认为是最严重的并发症之一，其症状包括呼吸急促、缺氧、咯血，甚至在受影响的求美者中有 1/4 可能导致死亡。

在 20 世纪 70 年代，出现了从小牛皮中提取的动物胶原蛋白。牛胶原蛋白被用于矫正痤疮和痘疤、艾滋病求美者的脂肪萎缩，以及下面部的软组织增生。Allergan 公司生产的 Zyderm® 和 Zyplast®，于 1981 年获得 FDA 批准，成为首款正式获批用于软组织增强的填充剂。然而，由于牛胶原蛋白与宿主组织不同，因此必须在治疗前进行皮肤敏感性测试，以降低过敏反应的风险。对皮肤测试的需要和作用持续时间有限，限制了牛胶原蛋白的推广。然而，20 多年来，牛胶原蛋白仍然是唯一被批准的填充剂，直到 2003 年开发出第一款人源生物工程胶原蛋白：Cosmoplast® 和 Cosmoderm®。这些产品的优势在于不需要进行皮肤测试，因为它们是人源产品。因此，过敏反应的风险非常低。最近，自体胶原蛋白填充剂已被使用，可以在择期手术期间从求美者身上采集。例如，Collagenesis 公司开发的 Autologen®。然而，这些填充剂的作用时间相对较短，约为 7 个月，再加上需要通过外科手术来获取这些填充剂，因此它们并没有赢得很多人的青睐。

2003 年 12 月，透明质酸（HA）填充剂的问世是医学美容领域的一个重要里程碑。与胶原蛋白填充剂相比，它具有更长的持续时间和更可耐受的副作用。首款获得 FDA 批准的透明质酸填充剂是由 Galderma 公司生产的 Restylane®。透明质酸可以从动物或非动物中获取，是一种天然存在于皮肤组织中的多糖，理论上不会引起过敏反应。透明质酸填充剂可用于美容、凹陷填充和软化皱纹。它们的填充效果在很大程度上归功于其亲水性，并且由于新胶原蛋白的产生而带来长期的效果。下一个开发的透明质酸填充剂是 Perlane®，它是一种更黏稠的 Restylane，并于 2007 年获得 FDA 批准。Restylane® 和 Perlane® 是由马氏链球菌的培养物合成的非动物来源的透明质酸填充剂。另一种常用的透明质酸填充剂是由 Allergan 公司生产的 Juvederm®，于 2006 年 9 月首次发布。

与永久性填充剂相比，透明质酸填充剂的主要局限性是其作用持续时间相对较短，这一点将在后面讨论。然而，其优点是，如：果注射效果不理想或出现并发症，可以通过透明质酸酶溶解。为了提高求美者的舒适度和皮肤填充剂治疗的耐受性，一些产品添加了利多卡因进行局部麻醉。首款含有利多卡因的皮肤填充剂是由 Anika Therapeutics 公司生产的 Elevess®。它是一种非动物来源的填充剂，并且在商用填充剂中具有最高的 HA 浓度。最近的产品，如：Puragen® 使用了双交联技术，降低了降解速度，并增加了其增加容量的能力。

非永久性皮肤填充剂的配方中不包括透明质酸（HA），而是聚 –L– 乳酸（PLLA）和羟基磷灰石钙（CaHa）。PLLA 于 2009 年首次获得 FDA 许可，商品名为 Sculptra®。这些填充剂在注射后通常会在 9 个月至 2 年被代谢掉；但由于它们刺激皮肤成纤维细胞的新胶原蛋白生成，其美容效果通常会持续更长时间。CaHa 填充剂是由微球组成的，具有极小的异物反应，并且不会在组织内移位。它可以通过激活真皮成纤维细胞来刺激新胶原蛋白形成，同时还能增加容量。由于 CaHa 具有更强的黏性，主要用于深层软组织，如：面颊，见**图 2.1**。

皮肤填充剂的历史

1893	Neuber 医生进行了自体脂肪移植，以填充瘢痕和修复凹陷
1940	硅胶被用作面部填充剂
1970	牛胶原蛋白用于矫正痘疤和痤疮
1981	Zyderm® 和 Zyplast® 成为 FDA 批准的填充剂
2003	Cosmoplast® 和 Cosmoderm® 成为首款人源生物工程胶原蛋白填充剂
2003	Restylane® 成为首款被 FDA 批准的透明质酸皮肤填充剂
2006	Juvederm® 首次发布
2009	PLLA 皮肤填充剂获得 FDA 批准

图 2.1　皮肤填充剂的研究和实践时间表

第 3 章　面部解剖学

在进行肉毒毒素或皮肤填充剂治疗之前，准确了解针刺入的位置以及面部解剖结构至关重要。随着培训和实践中的发展，您会意识到准确了解面部解剖学对于安全治疗和处理复杂求美者至关重要。本章中，我们将介绍面部相关的肌肉骨骼解剖学、神经和动脉供应，以及静脉和淋巴引流。掌握这些复杂的解剖结构，将为您在未来安全有效地进行治疗奠定坚实的基础。

面部骨骼

在考虑面部软组织之前，我们需要先了解它们所依附的骨骼结构。面部骨骼不仅为眼睛和大脑提供保护，还为肌肉和血管提供结构支持。真正的面部骨骼是由 14 块骨头组成的；然而，为了更准确地描述面部骨骼，我们应当将额骨也纳入考虑，这样骨骼数量就增加到 15 块。

面部骨骼（**图 3.1**）包括以下结构：

- **额骨**：头颅的前上方，也就是"脑门"处，是颅骨的一部分。
- **蝶骨**：其外侧部分可显示在额骨下方、颞骨之前和颧骨上方。
- **颞骨**：位于额骨外侧，包括颞部区域。
- **鼻骨**：顾名思义是鼻子的骨质部分。
- **上颌骨**：位于眼眶下方、颧骨的内侧和鼻骨的外侧。
- **颧骨**：构成脸颊最外侧的骨骼。
- **下颌骨**：俗称"腮帮骨"。

现在我们对前颅骨和面部的一般骨骼有了一定的了解，重要的是要了解它们的具体功能和解剖位置，以确保整形手术的安全进行。在本章的后续部分，我们将探讨面部的各个骨骼的功能解剖学以及与常见的整形手术的相关性。

额骨

在解剖学上，额骨（**图 3.2**）被归类为颅骨而非面部骨骼。尽管从面部骨骼的角度来看，这种分类可能不符合真正的解剖学家的期望，但在面部评估和治疗过程中，额骨仍然具有重要的作用，特别是在考虑使用皮肤填充剂和肉毒毒素进行治疗时。

额骨由 3 部分组成：鳞状部、眶部和鼻部。鳞状部是贝壳状的扁骨，构成额头；眶部包括眼窝的顶部和内侧；鼻部位于两侧眶部之间，呈马蹄铁形。在解剖学上，额骨有 12 个骨关节，其中包括以下 4 个主要的面部关节：

- **上方**：顶骨。
- **侧面**：颧骨。
- **下方**：上颌骨。

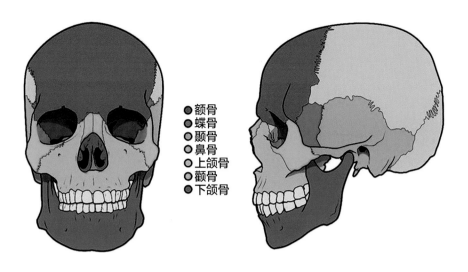

● 额骨
● 蝶骨
● 颞骨
● 鼻骨
● 上颌骨
● 颧骨
● 下颌骨

图 3.1　面部骨骼

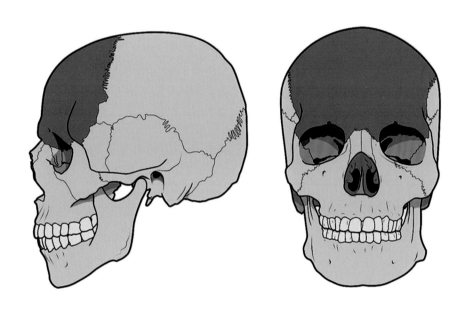

图 3.2　额骨

- **内侧**：泪骨。

颧骨

颧骨，也被称为麦拉骨（**图 3.3**），在美容方面起着非常重要的作用。它位于面部上侧的外侧部位，形成了颧骨突起和眼眶的外侧壁。颧骨具有一个体部，当按压脸颊时，可以感觉到明显的骨突起，与上颌骨相连，上颌骨向后延伸并附着在颞骨上的弓部。额突与额骨紧密相连。颧骨不仅可以保护脸颊和眼球，还为面部的许多肌肉提供了附着点。在面部肌肉章节中，我们将对此进行更详细的讨论。

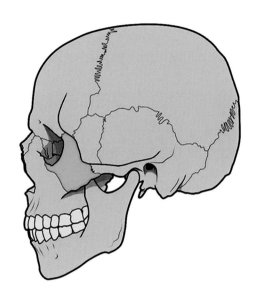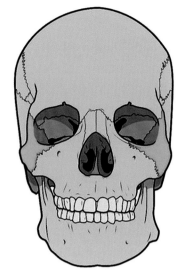

图 3.3　颧骨

上颌骨

上颌骨是构成脸颊内侧的骨骼（**图 3.4**），位于鼻骨和颧骨之间。它有 3 个主要功能：

（1）允许牙槽突为上牙提供一个固定点。
（2）形成鼻腔底部和侧壁。
（3）形成眼眶内侧壁的一部分。

上颌骨的融合点位于颌间缝合线，即鼻子正下方的中线。除了提供结构支撑外，上颌骨还包含鼻窦，鼻窦在改变声音深度和保持面部骨骼重量方面具有重要作用。此外，上颌骨还是眶下孔的位置，它位于眶下缘的下方，在中线的下方平均距离约 0.5cm。眶下孔对眶下动脉、静脉和神经的传输至关重要，因此必须重视这一区域，特别是在注射皮肤填充剂时，因为存在血管坏死、栓塞和神经元损伤的风险。

鼻骨

鼻骨是成对的骨骼，构成位于上面部中线的鼻梁（**图 3.5**）。鼻骨的上部被鼻前肌和鼻肌覆盖。鼻骨上缘与额骨相连，侧面与上颌骨相连，后端与筛骨相连。它们在多个部位被细小的孔洞刺穿，这些小孔允许静脉从颅骨流出。因此，在注射填充剂进行非手术隆鼻时，需要格外小心，以避免静脉缺血的风险。

下颌骨

下颌骨是颚骨（**图 3.6**），它与颞骨在颞下颌关节处相连，使我们能够随意地张开和闭合嘴巴。下颌骨位于上颌骨的正下方，为下牙提供一个固定点。下颌骨是一块复杂的骨头，有多个可辨认的解剖节

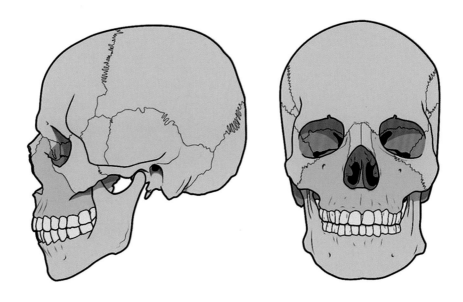

图 3.4　上颌骨

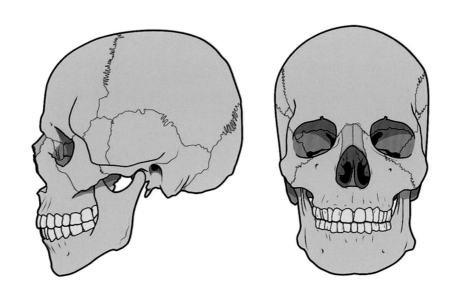

图 3.5　鼻骨

段，包括骨体、角、棱、髁和冠状突。两侧下颌骨在发育过程中融合，形成骨骺线。下颌骨两侧各有一个重要的孔，分别是下颌孔和下颌神经沟。下颌孔位于每条下颌骨的中间，而下颌神经沟则位于下颌的两侧稍外侧。与其他面部小孔一样，在进行下颌的皮肤填充时，必须重视下颌神经沟，因为存在血管坏死、栓塞，以及与流出结构相关的神经元损伤的风险。

面部小孔

了解面部骨骼解剖的重要性不仅仅在于骨骼本身，还包括它们的小孔。这些小孔，如：椎间孔，允许骨腔内的结构（如：血管和神经）与外界相连。面部小孔允许神经、动脉和静脉安全地进出颅骨，使其能够支配、供应和引流覆盖的软组织（**图 3.7**）。如果不了解面部关键孔的位置和功能，在注射皮肤填充剂和肉毒毒素时，可能会对求美者造成严重伤害。

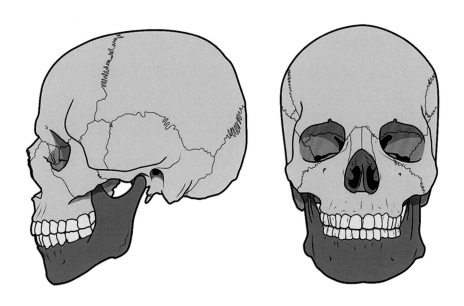

图 3.6　下颌骨

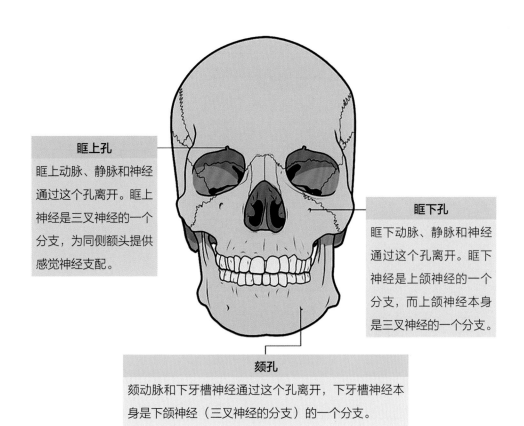

眶上孔

眶上动脉、静脉和神经通过这个孔离开。眶上神经是三叉神经的一个分支，为同侧额头提供感觉神经支配。

眶下孔

眶下动脉、静脉和神经通过这个孔离开。眶下神经是上颌神经的一个分支，而上颌神经本身是三叉神经的一个分支。

颏孔

颏动脉和下牙槽神经通过这个孔离开，下牙槽神经本身是下颌神经（三叉神经的分支）的一个分支。

图 3.7　面部小孔

面神经

面神经是第七对脑神经，负责控制面部表情肌肉的运动和舌头前 2/3 的味觉。

从概念上来讲，最容易将面神经想象为起源于颅内并终止于其支配的肌肉，因此我们将从面神经核开始描述面神经的走行路径，它是位于脑桥背侧脑干前外侧的一组神经元。这个核的上部负责上面部的运动，下部控制下面部的运动。

面神经在脑桥延髓交界处出桥，穿过桥小脑角，经桥小脑池向颞骨岩部内耳道伸出。颞骨内耳道通过该骨侧向外穿行约 1cm，同时逐渐变窄，直到在其外侧边界形成眼底。面神经通过前上象限进入耳道，并沿着耳道到达眼底，在那里进入面神经管。面神经管长约 3cm，呈"Z"形。尽管它很小，但它被分为 3 个部分，即迷路段、鼓膜段和乳突段。面神经穿过面神经管，并在此过程中发出分支，如：鼓索神经和镫骨神经。

一旦通过面神经管，面神经就会穿过乳突孔，乳突孔位于颞骨瓣的下侧、颞骨的乳突基部和乳突之间。面神经在下颌下腺导管舌骨舌肌和下颌舌骨肌之间穿行，同时分支供应这些肌肉，然后进入腮腺。它继续向前穿过腺体，分成 5 个末梢分支（**图 3.8**）：颞支、颧支、颊支、下颌支和颈支。

面神经颞支

面神经颞支是面神经 5 个颅外分支中最上部的 1 个分支。它穿过颧弓，支配额肌、眼轮匝肌和皱眉肌等。

面神经颧支

面神经颧支穿过颧体，向眶缘外侧角移动。和面神经颞支一起支配着眼轮匝肌及颧肌。

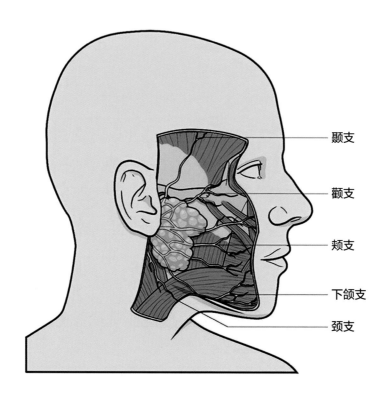

图 3.8　面神经的分支

面神经颊支

面神经颊支从腮腺中部向前移动，逐渐细分为浅支、深支和下深支，每一支都有自己的走行方向和解剖功能：

- 浅支在面部的皮肤和肌肉之间穿过，并支配降眉间肌。
- 深支支配颧骨和上唇方肌，以及鼻部固有的肌肉，如：鼻肌。
- 下深支支配颊肌和口轮匝肌。

面神经下颌支

面神经下颌支在支配降口角肌、降下唇肌和颏肌之前，向前下方穿过颈阔肌和降口角肌。

面神经颈支

考虑到美容方面，与面神经的其他分支相比，面神经颈支可能是最不相关的。与下颌支类似，它在颈阔肌的前下方延伸，然后在颈部舌骨上区形成一系列分支，支配二腹肌和茎突舌骨肌。

三叉神经

三叉神经是第五对脑神经，具有以下感觉和运动功能：

- 支配面部皮肤、黏膜和鼻窦的感觉神经。
- 运动功能完全来自三叉神经的下颌支，它支配咀嚼肌，即咬肌、颞肌、翼内肌和翼外肌。

三叉神经的起源可以理解为 3 个感觉核的汇合：中脑的肠系膜核、脑桥的主感觉核和延髓的脊髓核。这 3 个细胞核在脑桥内结合形成三叉神经根。较小的运动神经根也起源于脑桥，位于三叉神经感觉根的正下方。

三叉神经的感觉根通过 Meckel 腔向前延伸，形成三叉神经节，位于颞骨岩尖之上。该神经节的前部和下部进一步分为 3 个不同的分支，分别是上支（V1）、中支（V2）和下支（V3）（图 3.9）：

- 上支（V1）是眼支。
- 中支（V2）是上颌支。
- 下支（V3）是下颌支。需要注意的是，运动神经根一直伴随着感觉神经根的下侧面，为这一部分提供神经支配。

当三叉神经根神经节分成不同的分支后，每个分支都有自己的颅内和颅外走行路径，以提供其自身的感觉功能，并且在下颌分支的情况下，还具有运动功能。

三叉神经眼支

三叉神经眼支（V1）分部从三叉神经根神经节前部穿过，位于海绵窦的外侧，然后通过眶上裂离开颅骨。一旦穿过这个裂隙，它会进一步分为 3 个分支：额支、泪腺支和鼻睫支。它们传递来自前额、

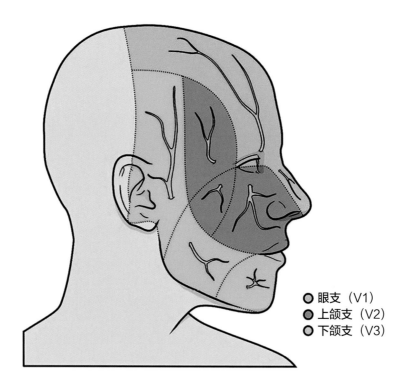

眼支（V1）
上颌支（V2）
下颌支（V3）

图 3.9　三叉神经的分支

头皮、上睑、鼻子（除鼻翼外）和角膜的感觉信息。

三叉神经上颌支

上颌支（V2）起源于三叉神经根神经节的中部，并沿着几乎相同的颅内路径向前延伸到 V1 分支。然而，它的走行路径稍低，穿过圆形孔，然后穿过上颌骨后面的翼腭窝。一旦 V2 段经过翼腭窝，它就会转向上侧，通过眶下裂进入眼眶。然后继续沿眶外侧走行，通过上颌骨的眶下孔进入面部，该孔位于眼眶中心的下侧和稍内侧。

在三叉神经的 3 个分支中，上颌支的解剖结构最为复杂，最终分为 14 个独立的分支。没有必要知道所有分支的名称，但是应该知道它传递了来自下睑、脸颊、鼻翼、上唇、牙齿和上颚部的感觉信息。

三叉神经下颌支

三叉神经下颌支（V3）与其他分支相比是独特的，因为它同时具有运动功能和感觉功能，起源于三叉神经根神经节的下部。

一旦它从神经节分出，就会沿着 Meckel 腔的底部向前走行，并穿过蝶骨的卵圆孔（圆形孔的后外侧）。该神经被夹在腭帆张肌和翼外肌之间，继续向前走行，然后分成细的前支和粗的后支。细的前支为咀嚼肌提供运动功能，并分裂为下颌神经的颊支，从而为脸颊颊膜和第二、第三下颌磨牙提供感觉神经支配。较大的后支为下唇皮肤、下颌、耳前和颞区、舌前 2/3 和下颌牙齿提供感觉神经支配。

在美容领域，可以说三叉神经最重要的分支是下颌神经，它从下前磨牙的下牙槽神经（下颌神经的下分支）分支出来。然后，颏神经向前穿过下颌管，再通过颏孔离开，以便对下颌和下唇提供感觉神经支配。如前所述，在用深层填充剂填充下颏时，颏孔很容易被堵塞，从而可能对远端颏神经造成潜在的永久性损伤。

面部脉管系统

面部动脉

面部动脉负责向面部软组织供应大部分含氧血液。它起源于颈动脉三角区内的颈外动脉，然后向下颌支深入。从颈外动脉分支后，它向前走行，绕过下颌骨的下缘，向上弯曲，经过口角，走行至脸颊和鼻翼。然后，面部动脉继续沿着鼻外侧延伸到眼内侧，并最终分支成内眦动脉。

随着面部动脉向上走行，它发出多个分支，将含氧血液输送至面部的浅表结构。其中与美容整形相关的一些分支包括下唇动脉、上唇动脉、鼻侧支和内眦动脉。下唇动脉和上唇动脉分别提供下唇和上唇血液供应。下唇动脉在嘴角处分支，然后沿着口轮匝肌和唇黏膜内侧方向水平穿过。需要注意的是，由于其曲折的走行路径，仅通过表面解剖几乎无法确定其确切位置。在遇到中线时，下唇动脉与对侧下唇动脉吻合。上唇动脉提供上唇动脉的血液供应。它的分支略高于下唇动脉，并沿着口轮匝肌和上唇黏膜的水平方向进行类似的、曲折的运动。当它向内侧走行时，分支出向上供应鼻中隔和鼻尖的血管（鼻中隔支），以及供应鼻翼的鼻翼支。

面部动脉的鼻侧支沿着鼻骨走行，并分支成细小的血管，与上唇动脉的鼻翼和鼻中隔分支相连，以增加这些区域的血液供应。作为穿孔器，它还与眼动脉的分支和上颌动脉的眶下分支一起为鼻梁上覆皮肤提供血液供应。

内眦动脉是面部动脉的末端，向上和向内侧走行，终止于眼内侧联合处。它为眼轮匝肌和泪囊提供动脉血液供应，见**图 3.10**。

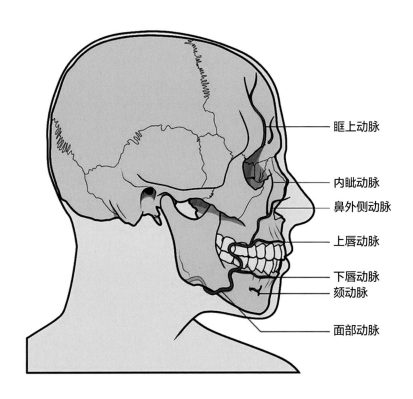

眶上动脉

内眦动脉

鼻外侧动脉

上唇动脉

下唇动脉
颏动脉

面部动脉

图 3.10 面部动脉及其分支

面部静脉

为了了解面部静脉，首先需要了解它的起源分支。该静脉的最远端供应来自颞浅静脉。颞浅静脉位于颅骨顶部的外侧，与颅骨对侧的额叶静脉形成一个静脉丛。它沿着前颅骨向下走行，然后与额叶静脉和眶上静脉汇合，引流前额、眼睑和眉间复合体的血液。靠近这些汇合点的近端称为内眦静脉，沿着鼻骨的外侧斜向下走行，在与鼻翼的静脉连接之前，从鼻梁上的皮肤中排出微小的分支，然后与鼻翼静脉（也称为鼻弓静脉）汇合。需要注意的是，内眦静脉与眼静脉相通，随后通过这些血管，血液可以直接流入海绵窦，这可能会导致内眦静脉或其支流感染或栓塞，从而容易导致脑内脓肿、脑梗死或脑炎等并发症。

面部静脉起源于鼻根部（眉毛之间），与内眦静脉直接相通。位于面部动脉的下方，相比于面部动脉，面部静脉的走行路径要直得多。它沿着颧大肌和颧小肌向下外侧走行，并沿着咬肌的前部走行。当从下方经过时，面部静脉从上唇静脉和下唇静脉接收支流，分别引流上唇和下唇的血液。它继续穿过下颌骨，然后向后弯曲到颈阔肌深处。一旦到达颈阔肌，面部静脉与颞颌静脉的前支汇合形成面部静脉，该静脉本身流入颈外静脉，见**图 3.11**。

面部肌肉

面部肌肉是人类最为复杂的系统之一。它们协同配合，使我们能够完成各种复杂的动作，例如吹口哨、进食、喝水、微笑和皱眉等。美容用肉毒毒素注射，会有意地抑制面部特定区域肌肉的功能，以防止静态纹和动态纹的形成，并减少其明显程度。由于面部肌肉解剖结构的复杂性，很容易麻痹错误的肌肉群，从而可能导致面部不对称和上睑下垂等并发症。熟悉面部肌肉解剖学知识，不仅会使您成为一个更专业的皮肤科医生，还能确保在治疗过程中以尽可能安全和有效的方式进行治疗（**图 3.12**）。

前额

前额肌肉的 2 个主要功能是扬眉和皱眉。前额肌肉能够让我们以简洁迅速的方式向周围的人传达情绪，例如当感到惊讶或烦恼时。随着年龄的增长，皮肤的弹性减弱，在频繁、重复运动的区域，以及暴露在阳光下的区域通常会出现静态纹。因此，额头是肉毒毒素治疗的常见部位，注射肉毒毒素目的是减少动态纹的明显程度，防止该区域形成静态纹。

前额肌肉的运动由 3 个主要肌肉群组成：负责扬起眉毛的额肌，以及可以使我们皱眉的降眉肌和皱眉肌。

额肌

额肌是主要负责抬起眉毛的肌肉，它位于头骨前面的额骨上，呈长而平坦的形状。与其他肌肉不同的是，额肌没有直接附着在骨骼上，而是附着在周围的肌肉上。额肌的内侧与前额肌相连，下侧与皱眉肌和眼轮匝肌相连，外侧与眼轮匝肌和颞肌相连（**图 3.13**）。

额肌的神经供应源自面神经的颞支。面神经的颞支从乳突孔离开面神经，并穿过颧弓，向上和向侧方延伸。

额肌的动脉血液供应来自眶上动脉和滑车上动脉。眶上动脉是眼动脉的一个分支，而眼动脉是颈内动脉在距离海绵窦远端的第一个分支。滑车上动脉起源于眶内，是眼动脉的一个分支。眶内的解剖结构与肉毒毒素或皮肤填充剂的使用关系不大，因此我们不会过多讨论。然而，需要注意的是，眶上动脉离

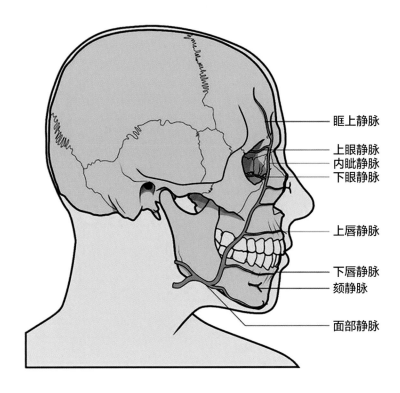

图 3.11　面部静脉及其分支

旺上静脉
上眼静脉
内眦静脉
下眼静脉

上唇静脉

下唇静脉
颏静脉

面部静脉

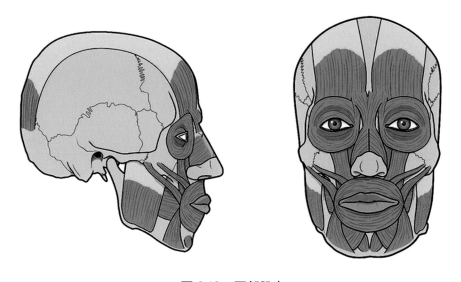

图 3.12　面部肌肉

开眼眶后通过眶上切迹进入前额的软组织，即位于额骨上、眉毛中点的下方。这个区域可以相对容易地触摸到。除非有充分的理由，否则千万不要在这个区域注射肉毒毒素或皮肤填充剂，因为可能会不小心将其直接注射到动脉中，从而引发并发症，如：肉毒毒素的全身扩散、缺血性坏死、填充剂栓塞，甚至形成假性动脉瘤等。

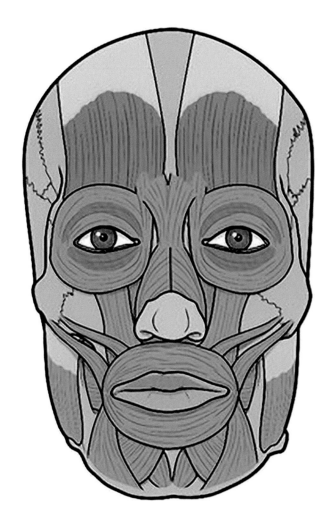

图 3.13　额肌

　　额肌通过眶上静脉进行引流，眶上静脉沿着额肌前方的皮下组织向下延伸。首先，它发出一个分支，直接与眶上静脉相通，然后进入眶上切迹。随后，眶上静脉继续向下内侧进入眶内，在眶内的内侧角与额静脉汇合形成内眦静脉。

　　在进行皮下填充剂和肉毒毒素治疗时，了解前额的静脉引流非常重要。眶上静脉直接引流到海绵窦。海绵窦是静脉通道的集合体，是位于颞骨和蝶骨之间的脑膜和内骨之间的一个空腔，称为侧脑室，可以在蝶骨的侧面找到，也就是垂体所在的位置。除了静脉成分外，颈内动脉、滑车神经、三叉神经和外展神经也通过海绵窦。

　　海绵窦在临床上具有重要意义，特别是在处理前额感染时。例如，通过眶上静脉直接流入海绵窦的感染病变，如：由肉毒毒素引起的蜂窝织炎。由于海绵窦靠近脑膜，可能会导致严重的脑膜炎，对求美者生命构成威胁。另一个潜在问题是处理眶上静脉引流区域的感染，例如血栓性静脉炎或皮下填充剂引起的感染。这种感染可能导致海绵窦血栓形成，进而引发严重的感染，或者导致通过海绵窦运行的颅神经永久性损伤。

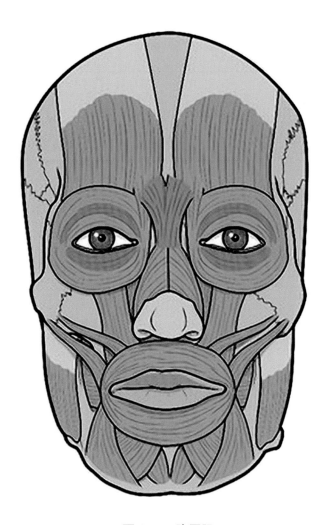

图 3.14 降眉肌

降眉肌

鼻翼肌是位于鼻部的金字塔形肌肉，它起源于鼻骨下部和侧鼻软骨上方的筋膜。在上端，它的纤维插入眉毛之间的皮肤上，与额肌的下缘相连。鼻翼肌的位置决定了它的功能，它参与将眉毛下拉和合拢的动作，使人能够皱眉。此外，鼻翼肌还有一个辅助功能，即帮助打开鼻孔（图 3.14）。

面神经颞支的浅支支配额肌。颊支在面神经离开乳突孔后从面神经分离出来，并横向延伸，支配口腔周围和眶下区域的肌肉。

关于下睑肌的主要动脉供应存在一些争议。一些解剖学家认为，下睑肌由沿鼻骨外侧的面动脉分支供应，而另一些人则认为它是由眶上动脉分支供应的。如前面关于额肌的章节中所述，眶上动脉起源于颈内动脉。面部动脉起源于颈外动脉，略高于舌动脉。从颈外动脉分支后，面部动脉向内侧倾斜至下颌角，然后在其下方弯曲并沿下颌向上移动，从上唇动脉和下唇动脉分出，分别提供上唇和下唇血液供应。面部动脉继续沿着上颌骨蜿蜒走行，然后平行于鼻骨，向上延伸，直到终止于眼角的内眦动脉。

17

与额肌类似，眶上静脉也是由降眉肌进行引流的。因此，对该区域的治疗也会带来海绵窦血栓形成的风险。

皱眉肌

眶上角肌（俗称皱眉肌）起源于眶上骨边界内侧的眶上嵴，并且其纤维在眼轮匝肌之间向上延伸，然后附着在眶上嵴中线正上方的深层组织中。在降眉肌外侧、额肌下方和眼轮匝肌上方，可以观察到皱眉肌的相关局部肌肉组织（**图 3.15**）。

皱眉肌的主要功能是向内侧和下侧拉动眉毛，使人皱眉或眯眼。然而，这种运动可能导致垂直线的产生，这在美容方面并不理想。因此，常常需要使用皮肤填充剂或肉毒毒素进行治疗来改善这个常见的问题区域。

皱眉肌由面神经的颞支支配，其动脉供应来自眼动脉，就像我们在讨论额肌时所描述的那样。在一些人中，皱眉肌的侧面也可能接收到一些来自颞上动脉分支的动脉供应，而颞上动脉本身是颈外动脉的一个分支。颞浅动脉还有顶支和额支。

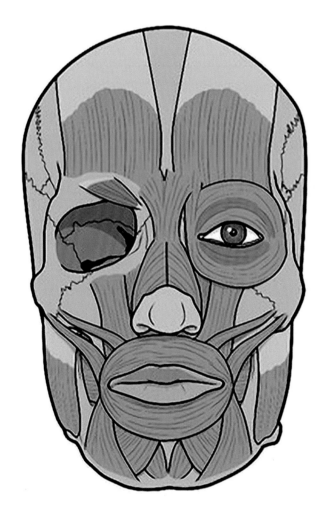

图 3.15 皱眉肌

皱眉肌的静脉引流与额肌的静脉引流类似。因此，在治疗该区域时，与治疗降眉肌相比，存在与海绵窦相关的风险。

脸颊和嘴巴

眼轮匝肌

眼轮匝肌是位于眼眶前部周围的环状肌肉，对闭眼起着关键作用。它起源于额骨和泪骨的内侧，并插入外侧的睑板腺（位于眼睑外侧边缘的一条韧带）。眼轮匝肌的主要动脉供应来自眼动脉，而侧面来自颧骨眶动脉（颞浅动脉的前壁），内侧则来自外眦动脉，该动脉本身是面部动脉的末端分支。眼轮匝肌的内侧静脉引流来自眼睑内侧静脉，而眼睑内侧静脉则汇入内眦静脉和眼静脉。从侧面来看，它们通过颞侧静脉引流，而颞侧静脉再引流到颞浅静脉（**图 3.16**）。

眼轮匝肌由面神经的颞支和颧支支配。这些肌肉的外侧边界通常是肉毒毒素治疗的目标区域，用于改善微笑或眯眼时形成的眼角皱纹，俗称"鱼尾纹"。

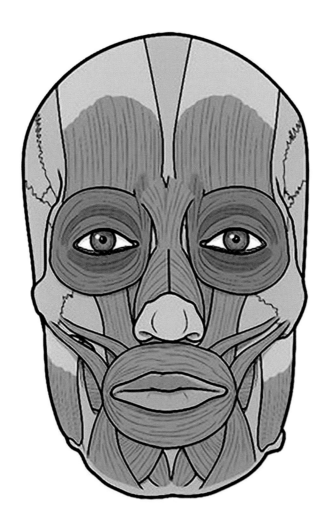

图 3.16　眼轮匝肌

　　了解眼轮匝肌的功能和神经支配的重要性有 2 个方面。首先，在肉毒毒素治疗中，只有注射这些肌肉的侧面才能造成瘫痪，而在进行治疗时需要征得求美者的同意。由于微笑或眯眼时脸颊上扬的影响，以及这些潜在的肌肉未得到治疗，求美者在接受治疗后可能会在该区域下方出现细小皱纹。其次，治疗眼轮匝肌时还需要考虑面神经颞支意外损伤，例如在脸颊注射填充剂时可能会发生。面神经颞支的损伤可能导致神经麻痹，从而导致眼轮匝肌和额肌瘫痪。因此，如果在进行面颊填充手术时遇到一位眉毛下垂且同侧眼睑无法闭合的求美者，应该谨慎考虑这一诊断。

颧大肌和颧小肌

　　颧肌是面部表情肌肉之一，位于颧骨和上颌骨的前部。颧大肌起源于颧骨，并附着在嘴角。当它收缩时，可使嘴角向上和向后拉动，产生微笑表情。颧小肌是位于颧大肌上内侧的一块稍小的肌肉，它也起源于颧骨，与微笑相关。然而，该肌肉插入外上唇，可使上唇向上、向外和向后拉，并协助颧大肌产生微笑表情。这两块肌肉均由面部动脉供血，并受到面神经颊支和颧支的刺激。颧肌的静脉引流经面部静脉汇入颈内静脉（**图 3.17**）。

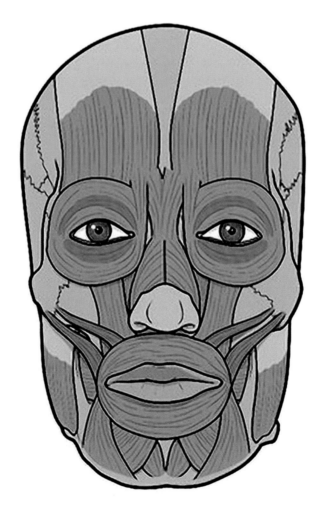

图 3.17　颧大肌和颧小肌

提上唇肌

提上唇肌位于颧肌和鼻子之间的脸颊内侧。它是一块宽大的肌肉，起源于眶缘内侧并插入上唇和鼻翼。

提上唇肌起源于眶缘的下内侧，插入上唇和鼻翼。它有 2 个主要功能：一个是扩张鼻孔，另一个是抬起上唇。它由面部动脉供血并由面部静脉引出。提上唇肌的神经刺激来自面神经的颊支 （**图 3.18**）。

口轮匝肌

口轮匝肌是人体中较为复杂的肌肉之一。从历史来看，它曾被错误地标记为括约肌，并被认为是一种简单的环状肌肉，可以使嘴巴张开和闭合。最近的研究表明，口轮匝肌实际上是由 4 个交织的肌肉部分组成的网格结构，它与面部肌肉如提上唇肌和颊肌一起协同作用，参与唇部的收缩功能。

这些肌肉由面神经的颊支支配 （**图 3.19**）。

口轮匝肌的血液供应主要来自上唇动脉和下唇动脉，并由面神经的浅支进行神经支配。面神经的浅

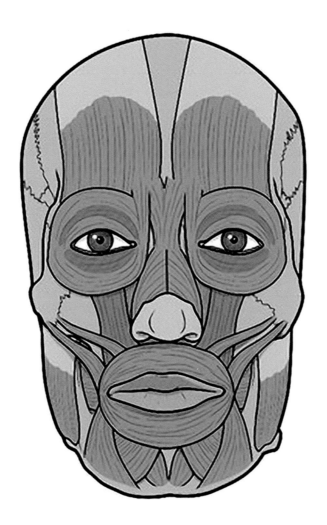

图 3.18　提上唇肌

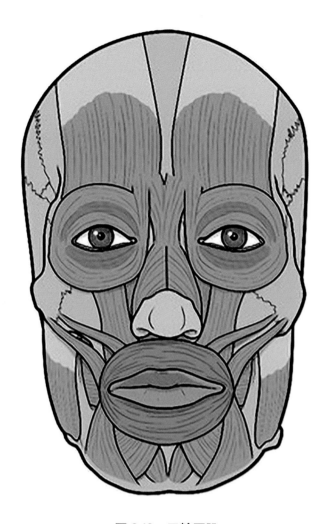

图 3.19　口轮匝肌

支沿着嘴唇穿过口轮匝肌和黏膜下层。在使用皮肤填充剂进行丰唇手术时，需要特别注意保护唇部动脉的血液供应，因为唇部动脉很容易被直接损伤或被皮肤填充剂堵塞，从而导致皮肤缺血性坏死。静脉引流很容易被记住，因为它们伴随着相关的动脉，被命名为上唇静脉和下唇静脉，它们本身流入面部静脉，也容易被皮肤填充剂损伤或阻塞。

降口角肌

降口角肌位于嘴角处。它起源于下颌骨结节，并沿着上内侧方向走行，然后插入口角轴。正如其名称所示，降口角肌可以使嘴角向下移动，使它变得向下倾斜，呈现笑容。该肌肉由面神经下颌支支配，其动脉血供来自下唇动脉，静脉引流通过下唇静脉（**图 3.20**）。

口角轴肌

口角轴肌是由颊肌、口轮匝肌、颧大肌、笑肌、颈阔肌和提上唇肌组成的复合肌肉结构。这些肌肉通过交织，将强大的纤维组织紧密地结合在一起，起固定和协调这些肌肉的重要作用。

口角轴肌受面神经支配，并从面部动脉获得血液供应。口角轴肌通过面部静脉进行引流（**图 3.21**）。

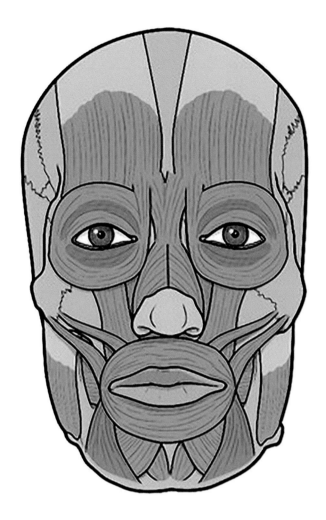

图 3.20 降口角肌

颊肌

颊肌是面颊上最大的肌肉之一。它是一块宽阔的肌肉，起源于上颌骨、下颌骨和颞下颌关节的牙槽嵴，并插入口轮匝肌的外侧纤维。它的动脉供应来自颊动脉，并由面神经颊支支配（**图 3.22**）。

咬肌

咬肌是位于脸颊和下颌的肌肉，主要参与咀嚼功能。从美容角度来看，通过给咬肌注射肉毒毒素可以使脸部看起来更瘦。然而，由于存在下颌骨局部（且永久性的）骨质疏松及随后有骨折的显著风险，这种治疗方法已不再受欢迎。咬肌起源于颧骨的颧突和上颌突，并插入下颌骨的冠状突和下颌支外侧。咬肌的血液供应主要来自咬肌动脉，该动脉是颈外动脉的一个分支，并通过位于下颌骨冠状突和颞下颌关节之间的下颌切迹。与其他许多面部肌肉不同，咬肌的神经支配由三叉神经提供，更准确地说是 V3 节段或下颌神经（**图 3.23**）。

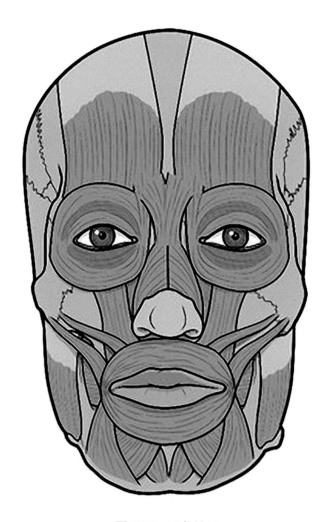

图 3.21　口角轴肌

颏肌

　　颏肌是一对位于交感神经部位的肌肉。它们起源于下颌骨前部，并插入下颏。其功能包括摆动下颏前的软组织，以及使嘴巴嘬起。因此，它们是导致下唇和下颏中央出现皱纹的原因。颏肌的神经支配来自面神经的下颌支，其动脉血液供应来自颏动脉，而颏动脉本身是下牙槽动脉的一个分支，而下牙槽动脉来源于上颌动脉。

　　上颌动脉从颏孔出来，颏孔在颏肌深层（**图 3.24**）。

面部脂肪垫

　　面部脂肪垫根据面部肌肉组织的位置大致分为浅层和深层。浅层脂肪垫位于面部肌肉之上，而深层脂肪垫位于面部肌肉之下。然而，对于进一步区分面部脂肪垫的准确边界一直存在困难，通常使用相对主观的方式进行界定。在 2007 年，美国整形外科医生 Rohrich 和 Pessa 博士，通过尸体解剖研究，准确、可重复地识别面部脂肪垫。在他们的研究中，将亚甲基蓝注射到尸体标本的面部脂肪垫中，以确定其自然边界。这些边界由分隔脂肪垫的隔膜组成，使解剖学家和外科医生最终能够更好地了解面部脂肪垫的

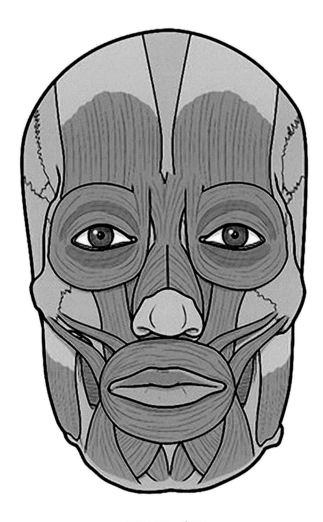

图 3.22　颊肌

真实形态。

　　与美容医学最相关的面部脂肪垫是在面部中间区域的脂肪垫。因为这些脂肪垫对衰老的外在迹象有很大的影响，这将在第 5 章讨论。中面部有 5 个浅层脂肪垫（表 3.1）。

表 3.1　中面部的浅层脂肪垫和深层脂肪垫

浅层脂肪垫	深层脂肪垫
眶下	眼轮匝肌内侧
脸颊内侧浅层	眼轮匝肌外侧
脸颊中部内侧	脸颊内侧深层
脸颊外侧	脸颊外侧深层
鼻唇沟	脸颊

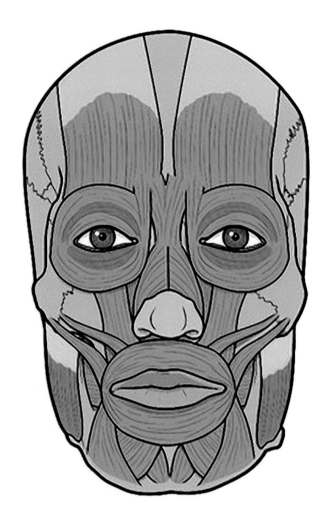

图 3.23　咬肌

中面部浅层脂肪垫

如前所述，浅层脂肪垫位于面部肌肉之上，通常易于触及。眶下脂肪垫位于眶下缘上方，鼻唇脂肪垫沿着鼻唇沟向内延伸至嘴角。在面部，脸颊浅层脂肪垫以平行的方式相邻，脸颊内侧脂肪垫位于眶下脂肪垫和鼻唇脂肪垫之间的凹陷处，脸颊中部和外侧脂肪垫位于其内侧，通常覆盖在颧肌和提上唇肌上。在美容实践中，填充面部的浅层脂肪垫并不常见，但当使用皮肤填充剂注射到深层脂肪垫时，浅层脂肪垫通常会被提升。因此，了解它们的解剖位置是非常重要的，特别是在处理深层脂肪垫后导致浅层脂肪垫意外凸显时，或者浅层脂肪垫本身无意中涉及皮肤填充剂治疗（**图 3.25**）。

中面部深层脂肪垫

中面部的深层脂肪垫常用于注射皮肤填充剂，以恢复因衰老而导致的容积缺失，并减轻由此而产生的继发症状，如：鼻唇沟过度突出等。实际上，对于这种治疗，术语"填充剂"有些不准确，因为注射的层次位于皮下骨膜层而不是真皮层内。

内侧和外侧眼轮匝肌下脂肪垫覆盖在上颌骨和颧骨上的眶下缘，然后沿上外侧向颧弓移动。

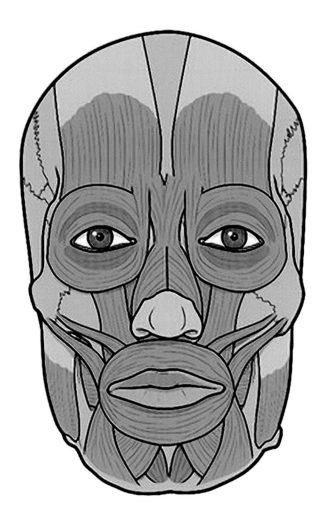

图 3.24　颏肌

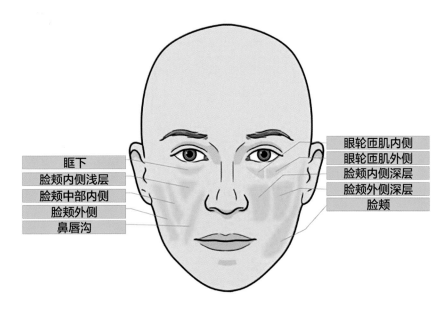

图 3.25　中面部的深层脂肪垫和浅层脂肪垫

它们与底层骨膜紧密粘连，并且紧邻眼轮匝肌深层。

脸颊内侧和外侧的深层脂肪垫位于上颌骨的正上方、颧肌和提上唇肌的深层部位，以及与更前面的内侧浅层脂肪垫和中部脂肪垫相邻。内侧深层脂肪垫通常位于鼻唇沟的深处，而外侧深层脂肪垫则位于鼻唇沟的外侧，深入肌肉和内侧上部脂肪垫。当进行丰脸颊手术时，最常注射的是脸颊内侧和外侧的深层脂肪垫。其目的是恢复缺失的体积和"提升"脸的中部和下部。

脸颊脂肪垫位于深层脂肪垫的外侧，并从下颌角开始，沿着上颌骨外侧和颧骨向上延伸，然后终止于下颞骨。

面部淋巴引流

淋巴系统是心血管和免疫系统的辅助系统，负责在身体周围运输淋巴液。本节将探讨面部、头部和颈部的淋巴引流，以及其在评估求美者时的相关性。了解头颈部淋巴引流的解剖结构对于减少并发症、及时准确地发现并处理问题至关重要。需要注意的是，许多淋巴结有不同的同义词，在不同的文本中可能会有不同的名称。

尽管大部分体内液体通过血管循环返回心脏，但仍有一小部分液体成为细胞外间质液。这种液体富含白细胞，并通过微小的、盲端的、高渗透的淋巴毛细血管排出，这些毛细血管从周围组织中收集液体，并将其运送到更大的淋巴管，然后通过淋巴管流入淋巴结。进入淋巴结的淋巴管被称为传入淋巴管，而离开淋巴结的淋巴管被称为传出淋巴管。

淋巴管是免疫系统的重要组成部分，因为淋巴结中含有等待识别和抗击感染的白细胞，这些白细胞沿着淋巴管到达需要它们的地方。淋巴结肿大可能是由于肿大的淋巴结区域出现了局部感染，被隔离的白细胞主动对抗感染病原体而导致充血和肿胀。因此，了解淋巴引流的知识对于诊断和定位感染至关重要。同样需要注意的是，淋巴结通常是癌症转移的首发部位，对于有淋巴结肿大的求美者，尤其是无痛性肿大，应考虑癌症转移的可能性。

头部和颈部的淋巴结在面部、头皮和颈部的淋巴引流中起到重要作用。根据其解剖位置，这些淋巴结可以进一步分为 4 个主要组，形成一个环状的结构，从下颌下方开始，围绕着下颌周围，并延伸到枕骨区域。

头部的淋巴结群：面部群

面部淋巴结群位于面部表情肌深层，负责面部、眼睑、眼睛、鼻子和脸颊的淋巴引流。除了颧骨淋巴结，其他面部淋巴结最终都会汇聚到下颌淋巴结（**图 3.26**）。

- **眶下淋巴结**：通常不存在，但在鼻唇沟附近可能存在个别淋巴结。它们主要接收来自眼睑内侧、眼角和鼻子的淋巴引流。而眶下淋巴结的传出引流主要流向颊部和下颌淋巴结。
- **颊部淋巴结**：位于嘴角附近的颊肌上方。它们主要接收来自下睑、鼻子、脸颊和颞部的淋巴引流。而颊部淋巴结的传出引流主要流向下颌和下颌淋巴结。
- **下颌淋巴结**：位于咬肌前缘的下颌上方，毗邻面部前静脉的边缘。它们主要接收来自脸颊和下唇的淋巴引流，以及眶下淋巴结和颊部淋巴结的引流。而下颌淋巴结的传出引流仅限于下颌淋巴结自身。
- **颧骨淋巴结**：位于颧弓上方。主要接收来自眼睑、眼外眦和颞部的淋巴引流。与其他面部淋巴结不同的是，颧骨淋巴结的传出引流是流向腮腺淋巴结。

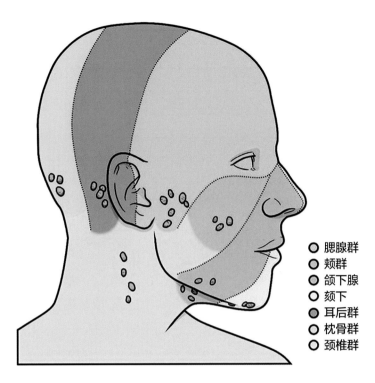

○ 腮腺群
○ 颊群
○ 颌下腺
○ 颏下
● 耳后群
○ 枕骨群
○ 颈椎群

图 3.26　头部和颈部淋巴结

头部淋巴结群：腮腺群

腮腺淋巴结群：位于腮腺的上方和内部。它们主要接收来自头皮、颞部、耳朵，以及部分鼻子、脸颊和眼睛的淋巴引流。这些淋巴结有的位于腮腺的表面，有的位于腮腺的深层。

- **浅层面部外淋巴结**：位于耳郭前方。接收来自前额、头皮、颞部、鼻根和耳郭的淋巴引流。
- **耳前淋巴结**：位于耳郭前方且较深层。接收来自前额、头皮、颞部、鼻根和耳郭的淋巴引流。
- **耳下淋巴结**：位于腮腺的下缘和胸锁乳突肌前缘之间，沿着颈外静脉走行。接收来自脸颊后部、鼻子和上睑的淋巴引流。
- **深层腺内淋巴结**：位于腮腺实质内。接收来自前额和头皮、颞部、眼睑侧面和泪腺，以及外耳和中耳的淋巴引流。

腮腺群的传入引流至颈部深层淋巴结，其中大部分淋巴结沿着颈内静脉走行，汇入颈静脉淋巴干，即颈部的主要淋巴管。

头部的淋巴结群：乳突群

- **耳后淋巴结**：位于耳朵后方。接收来自头皮的顶叶和颞叶区域，以及耳郭后部的淋巴引流。它向外引流至颈部深层淋巴结。

头部淋巴结群：枕骨群

• **枕骨淋巴结**：位于后脑勺胸锁乳突肌和斜方肌之间。接收来自头皮枕部区域的淋巴引流。

颈部淋巴结群：颈椎群

颈部含有约 300 个淋巴结，其中 2 个最重要的组别是颏下淋巴结和下颌淋巴结，大部分头部淋巴管都流向这 2 个淋巴结。

• **颏下淋巴结**：位于下颌下三角区。它们接收来自下唇、口腔底部和舌尖的淋巴引流，传出引流分别流向下颌淋巴结和颈部深层淋巴结。

• **下颌淋巴结**：位于下颌下三角区内。它们接收来自脸颊、鼻侧、嘴唇、牙龈和部分舌头的淋巴引流，包括颏下淋巴结和许多面部淋巴结的传出引流。其传出引流至颈部深层淋巴结。

第4章 解剖学、生理学和皮肤组织学

皮肤是身体中体积和质量最大的器官。它是一个复杂而精细的器官，与其附属器官组成部分一起被称为皮肤系统。成年人的皮肤总重量约占体重的 15%，具有多种重要的生理和保护功能，包括：

- 作为屏障，阻挡潜在的有害外部因素，如：病原微生物和紫外线。
- 通过汗腺调节体温，使我们降温；而毛囊能锁住热量，使我们保暖。
- 通过紧密排列的皮肤细胞的防水层保持水分。
- 触觉感知。
- 通过阳光合成维生素 D。

皮肤由 3 个层次组成：表皮、真皮和皮下组织（亦称为皮下脂肪组织）。这些层的厚度在身体各部位是不同的。例如，脚底的皮肤较厚，而头皮的皮肤相对较薄。皮肤的每一层都有独特的微观结构，与其各自的生理功能密切相关。对这些功能进行广泛的评估可以被视为一种动态过程。表皮层可以理解为持续提供角质细胞的保护层，真皮层提供结构支撑，皮下组织可用于储存能量。

要成为一名合格的从业者，必须对将针头插入的精确位置和穿透的局部结构有微观认识，能够创造出理想的美容效果。同时还需要了解注射治疗如何影响皮肤的局部解剖和生理结构，以及皮肤如何自我修复由注射造成的创伤。如果通过从微观层面了解针头路径、皮肤对针头穿过其细胞结构的反应，以及注射产品的局部效果，则能够以更安全、更有效的方式进行治疗。

表皮

表皮由 5 个结构和功能不同的层组成，可以用助记词 "Come，Let is Get Some Beers" 来轻松记忆和回忆。每个单词的首字母对应于每一层，分别是：角质层、透明层、颗粒层、棘层和基底层（图 4.1）。

基底层或基底层内新形成的皮肤细胞，在其整个生命周期中向外迁移，直到形成角质层，最外层由最老旧的角质细胞构成。在本章中，我们将详细讨论每一层，以深入了解其在皮肤中的作用，对于大多数人来说，皮肤是一个常见而自然的器官。

角质层

角质层也被称为角质化层，得名于其中角质细胞发生的"角质化"过程，在这个过程中，已死亡的角质细胞形成一层坚韧的保护屏障，以保护其深层的软组织。角质层是表皮的最浅层，由脱落的死亡角质细胞组成，并不断被新的角质细胞所取代。这一过程被称为脱屑，随着结缔组织细胞的退化而发生。通过这种方式，角质层在物理上保护了更脆弱的底层组织，并通过其坚硬的外表和脱落的死皮细胞提供

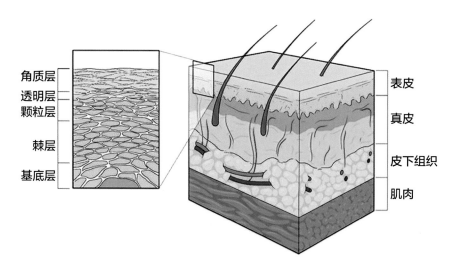

图 4.1　表皮

化学和免疫防御，以抵御外部病原体的侵袭。

坚韧的角质层由密集组织的脂质、酸、水解酶和抗菌肽组成，形成了一个连续的机械屏障，以对抗外界的侵害。此外，角质层还通过一系列细胞内和细胞外机制，以进一步保护更深的层。这些保护机制包括黑色素，能够防止受到紫外线的潜在有害影响；酸性分泌物可以创造对病原微生物不利的环境；朗格汉斯细胞可以识别和处理表皮表面的抗原，从而触发和调节对潜在病原体的靶向免疫反应。

透明层

透明层只存在于皮肤较厚的区域，如：脚底。它是由排列密集的蛋白质 eleidin 颗粒组成的透明的死亡表皮细胞层，eleidin 颗粒是角蛋白和透明角质的中间产物。透明角质对上皮细胞的角化过程起着至关重要的作用，它使角蛋白分子聚集和交联，同时使细胞本身脱水。这样就可以形成坚硬和防水的外层表皮细胞。

颗粒层

颗粒层中的细胞更薄，产生的角蛋白远远多于表皮深处的细胞。一旦细胞迁移到颗粒层，其成分开始分解，只剩下角蛋白、透明角质和细胞膜。此外，颗粒层还含有高浓度的脂质分子，这些脂质分子通过与皮肤细胞之间的桥粒相连，形成了一层防水屏障，以防止体液从体内流失。

棘层

棘层是鳞状细胞层，有 5～10 个细胞厚。它在显微镜下呈现出典型的外观，由连接上皮细胞的桥粒收缩而形成的棘状细胞体组成。桥粒起着将上皮细胞紧密连接在一起的作用。棘层对皮肤的强度和柔韧性起关键作用。

基底层

基底层也被称为基层，由基底细胞组成，它们是角质细胞的前体细胞。这些细胞是所有角质细胞的起源，它们需要大约 4 周的时间才能迁移到皮肤表面。基底层还包含 Merkel Ranvier 细胞，这是一种微小的机械感受器，使哺乳动物对光的感觉非常敏锐。此外，基底层中还可能存在负责产生黑色素的细胞。黑色素不仅决定了皮肤和头发的颜色，还为皮肤提供了重要的保护，使其免受紫外线辐射的伤害，而紫外线辐射是衰老的关键因素之一。

真皮和皮下组织

真皮位于表皮和皮下组织之间，由乳头层和网状层组成。较浅的乳头层由下层网状层更疏松的结缔组织网组成，形成真皮乳头在表皮基底层中的丝状突起。在乳头层内可以发现多个细胞系，包括成纤维细胞、脂肪细胞和吞噬细胞，以及血管、淋巴毛细血管和神经纤维。乳头层的高度血管化具有重要的功能，包括体温调节和向更浅的表皮提供所需的营养物质。较深的网状层包含高浓度的胶原纤维，与皮肤表面垂直排列，细胞密集，有助于提高皮肤的柔韧性和抗拉强度。网状层还有助于支撑皮肤内的其他结构，如：毛囊和汗腺。网状层有一个由传入感觉和传出交感纤维组成的广泛的神经元网络，允许发送和接收重要的神经元信号。

真皮深层是皮下组织，由脂肪组织、巨噬细胞和成纤维细胞组成。由于存在大量的脂肪细胞，使皮下组织能够帮助调节皮肤的能量储存、隔热和皮肤的浮力。在皮肤衰老过程中，真皮深层的脂肪细胞起着关键作用，因为脂肪细胞的体积减小会使皮肤呈现显著的衰老迹象，如：皱纹加深。从药理学的角度来看，密集的皮下血管常被用于注射药物（如：胰岛素）。然而，反复在特定部位进行皮下注射可能导致局部脂肪萎缩，从而产生不理想的美容效果。

最后，皮下组织下面是肌肉层，这是肉毒毒素治疗的目标区域。在治疗过程中，如果仔细考虑针头的路径，就会发现它在到达预定目标之前会穿过 5 层组织，包括表皮、两层真皮和皮下组织。这些层中的任何一层都可能受到单独的创伤，从而导致生理紊乱和潜在的并发症，这一点将在后续详细讨论。

角质形成细胞的生命周期

角质形成细胞占表皮细胞的 90% ~ 95%，并在基底层内开始生长。基底层是包含 3 种主要细胞类型的区域：表皮干细胞、转运扩增细胞和有丝分裂后细胞。表皮干细胞分裂产生 1 个子干细胞和 1 个子转运扩增细胞。转运扩增细胞是一种细胞类型，它会向表皮表面方向分化和迁移，最终成为角质形成细胞，而表皮干细胞会留在基底层，在人的一生中几乎供应无限的角质形成细胞。表皮干细胞通过与被称为半桥粒的细胞外基质连接阻止其从基底层迁移。

转运扩增细胞经历终末分化过程，开始转变为角质形成细胞。在这个过程中，它们退出细胞周期并失去对基底层的黏附。随后，这些细胞向上迁移至皮肤表面，逐渐为棘层、颗粒层、透明层和角质层等每一层表皮层的形成做出贡献。

转运扩增细胞的分化过程受到多种信号途径的调控，以确保它们在适当的时间和深度分化为正确的细胞类型。一些常见的信号途径包括 eNotch、C/EBP、MAPK、NF-κB 和 KLF4 等。若分化过程出现异常，可能导致严重且可能危及生命的疾病，例如 Harlequin 鱼鳞病和营养不良型大疱性表皮松解症。

当角质形成细胞到达角质层时，它们不再进一步分化，这一阶段被称为终末分化。这些细胞被称为角质细胞。角质细胞实际上是死细胞，因为在终末分化过程中，它们的细胞核、细胞器和质膜都发生了解体。这一解体过程是由钙的流入驱动的。而钙的流入又刺激了组织中转谷氨酰胺酶的释放，并催化了蛋白质（如：兜甲蛋白）的交联。这些交联的蛋白质形成一个坚固且防水的囊泡来包裹角质细胞。在发生交联的同时，从终末分化的角质形成细胞中渗出的脂质形成脂质基质，类似于胶水，将这些细胞紧密地结合在一起。当这个过程结束时，终末分化的角质形成细胞就会紧密地粘连在一起，形成一层坚固的防水薄层。角质形成细胞之间的紧密连接和桥粒等连接蛋白进一步加强了这种结构，将这些细胞牢固地黏附在一起。通过紧密结合和防水角质层形成屏障，保护深层组织免受脱水、有毒化学物质和机会性病原体的侵害。从最初分化为转运扩增细胞约 2 周后，终末分化的角质形成细胞通过一种被称为脱屑的过程从体内脱落。

皮肤愈合方法与炎症反应

几乎所有的美容手术都会对皮肤造成创伤。在对真皮或肌肉进行治疗时，针头不可避免地会穿透多个组织层，并在每个层上造成微创伤。这些浅层创伤是一些较常见的美容治疗的可接受后果，尽管它们不太可能给求美者带来重大的创伤，但了解它们的生理学知识对成为一名安全负责的医生至关重要。了解创伤对局部和全身水平的影响，将对解决由治疗直接引起的任何潜在并发症非常有价值。

原则上，局部创伤有 4 个独立的反应过程：

- 止血。
- 炎症。
- 增殖。
- 重塑。

从本质上讲，止血是血液凝固以防止持续出血的过程；炎症是清除死亡细胞和潜在病原体的反应；增殖是新组织的生长；重塑是最后阶段，在此期间胶原蛋白被沉积，不必要的细胞经历凋亡，即程序性细胞死亡。

止血

要进行肉毒毒素或皮肤填充剂注射，需要通过针刺入皮肤。在每次刺入皮肤时，由于对微小血管的意外损伤，几乎不可避免地会出血。身体会通过启动止血反应来应对这种情况，以阻止严重的出血。对于一个健康的成年人，止血速度较快，并且主要发生在受伤区域。止血有 3 种主要机制：血管痉挛、血小板聚集和凝血。我们将在本节中更详细地探讨这些机制。

血管痉挛是指动脉和小动脉周围的平滑肌收缩血管的过程。这一过程可以减少局部区域持续数分钟至数小时的血液流失，可能是由平滑肌的直接损伤、激活的血小板释放的趋化因子和痛觉感受器（疼痛受体）启动的反射引发的。肾上腺素是一种强效的血管痉挛剂，可在疼痛刺激下释放，同时也包括在某些局部麻醉剂中，可促进血管痉挛和减少出血量。然而，在动脉末梢（如：内眦动脉）附近使用含有肾上腺素的局部麻醉剂时必须小心，因为它的血管痉挛作用会因组织缺氧而导致局部组织坏死。在这些区域，最安全的做法是避免使用含有肾上腺素的局部麻醉剂。

第 2 个止血过程是血小板聚集形成血小板栓塞。血小板是一种神奇的细胞，其内含多种对止血至关重要的化学物质。这些化学物质包括二磷酸腺苷（ADP）、三磷酸腺苷（ATP）、钙离子、血清素、血栓素 A2、凝血因子和纤维蛋白稳定因子，这些都是加强和稳定血栓所必需的化学物质。此外，血小板还含有血小板源性生长因子（PDGF），这是一种刺激血管内皮细胞、血管平滑肌和成纤维细胞增殖的激素。这些细胞系对血管壁的修复至关重要。

血小板栓塞形成的第 1 步是血小板黏附，即血小板黏附在受损血管部分，如：受损内皮细胞内部暴露的结缔组织胶原纤维。血小板一旦黏附在受损血管壁上，就会被激活，并在血小板释放反应中释放其囊泡内容物。其中，ADP 的分泌起着激活附近血小板的作用，同时血栓素 A2 和血清素也被释放，它们在引发和维持血管收缩、减少流向受损区域的血流量，以及限制进一步出血方面发挥着重要作用。

除了向血小板提供能量的作用外，ADP 的释放还使周围的血小板变得黏稠，并在血小板聚集的过程中黏附在已经激活的血小板上。这是形成稳定的血小板栓塞的最后一步。它在血液凝固过程中形成的纤维蛋白线网进一步增强了血小板栓塞的稳定性（**图 4.2**）。

血小板栓塞足以封住一个小的穿刺点，但它们的强度不足以在较大的伤口中止血。为了确保我们不会因失血过多而死亡，身体还有另一个止血过程：凝血。凝血因子是一组存在于血浆中的蛋白质，其中大部分是由肝脏合成的。凝血因子通过一系列被称为凝血级联的酶反应来诱导凝血。这个级联过程由 2 个相互关联的途径组成：外源性和内源性的凝血途径（**图 4.3**）。

凝血因子

凝血因子是在调节体内平衡和纤维蛋白凝块形成中起关键作用的蛋白质。这些因子大部分作为蛋白分解酶的前体在血液中循环，除非被内在或外在的凝血级联中的化学介质激活，否则它们是无活性的。

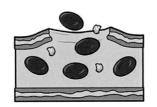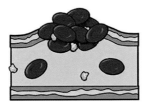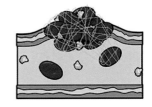

图 4.2　血小板栓塞形成

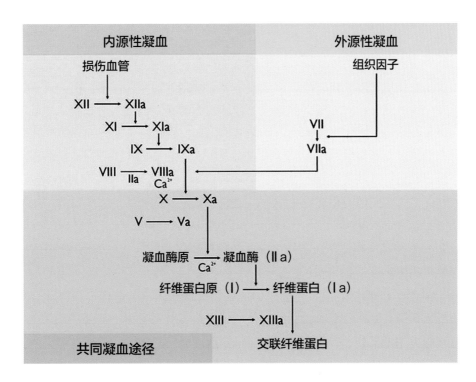

图 4.3　内源性和外源性的凝血途径

它们受到严格的调控，以确保血液不太容易凝结，这可能会导致潜在的致命的血栓形成，同时也不会花过长时间形成血块，从而导致失血风险。凝血因子的命名有一定的复杂性，因为已确定的前 4 个凝血因子保留了它们的原名（纤维蛋白原、凝血酶原、组织因子、钙离子），而其余 8 个因子用罗马数字 V ~ Ⅻ 进行编号。除了 Ⅲ、Ⅳ 和 Ⅷ 因子外，几乎所有的凝血因子都在肝脏中产生。由于我们的凝血因子中有 9 种是由肝脏产生的，所以肝衰竭求美者由于这些因子的产生减少，凝血时间会延长。

外源性凝血途径

外源性凝血途径是由凝血因子 Ⅲ（也称为组织因子）刺激的一系列快速事件。组织因子是由受损血管外的细胞分泌的，因此被称为外源性途径。血小板分泌的钙离子激活了组织因子，从而启动一系列反应，最终导致凝血因子 X 的激活。激活的凝血因子 X 与激活的凝血因子 V（也需要钙离子的参与）结合，形成一种名为凝血酶原的酶，我们在下文中将对这一过程进行更详细的讨论。

内源性凝血途径

内源性凝血途径相比外源性凝血途径较慢，通常需要数分钟才能完全发挥作用。它是由在血液中发现的或与血液本身直接接触的激活剂引发的。这些激活剂包括暴露在创伤内皮细胞内部的胶原纤维和受损血小板分泌的磷脂。凝血因子 Ⅻ 是内源性凝血途径中的初始凝血因子，与外源性凝血途径类似，它会导致一系列事件，最终激活了凝血因子 X 和 V，并形成凝血酶。

一旦凝血酶原被任意一个途径激活（通常是通过 2 个途径的相互作用），它就会将凝血酶原切割成活性凝血酶。然后凝血酶将纤维蛋白原转化为活性的不溶性成分——纤维蛋白。如前所述，关于血小板栓塞的形成，纤维蛋白形成网状结构，使血小板栓塞稳定。当纤维蛋白稳定血块时，它们还会导致血块收缩，并将受损血管的边缘拉近，从而阻止进一步出血。红细胞和白细胞太大，无法穿过任何残留的间隙；然而，血浆有时会渗透进来。这就是为什么在愈合的伤口通过凝血因子和上述的血小板栓塞组合变得防水之前，您可能会注意到伤口上有稻草色的血浆覆盖的原因。

炎症

尽管炎症被归类为愈合过程的第二阶段，但这个过程几乎在瞬间开始，与之前描述的止血机制同时进行。它的第 1 步是受损血管内液体的流失，从而增加了细胞外间隙的体积。这为受损区域提供了一定压力，以进一步减少血液流失，并为白细胞提供了额外的活动空间。凝血酶在凝血级联反应中发挥作用的同时，也作为促炎介质通过吸引白细胞到创伤区域并增加血管通透性的方式发挥作用。通过增加毛细血管的通透性，白细胞可以更容易地外渗到受损组织中，以促进愈合。血管在炎症阶段不仅变得更具渗透性，而且还会扩张，进一步将免疫细胞输送到最需要的地方。这一过程受多种趋化因子的调节，如：组胺、前列腺素和白三烯等。通过增加进出受损区域的血流量，重要的炎症介质和白细胞，以及处理受损细胞成分和对抗感染所需的物质可以更快地到达受损区域，有毒代谢产物也可以被排出到系统循环中。这一过程通常发生在从最初受伤后约 10min 开始。需要注意的是，炎症期对减轻肿胀引起的疼痛、改善组织缺氧和减少细胞溶解引起的 pH 改变至关重要。

促炎趋化因子，如：白细胞介素 –1，吸引白细胞到受损区域，以抵御机会性感染并清除受损的细胞成分。最初出现的细胞是中性粒细胞，它们是最初 2 天左右出现的主要细胞系。它们的作用是直接应对任何潜在的感染源，无论皮肤上的共生体还是通过穿透性损伤直接引入的微生物。当受损区域受到影响时，它们还会释放促炎趋化因子，以吸引巨噬细胞和 T 细胞，从而进一步调节局部炎症过程。

巨噬细胞在愈合过程中扮演着重要的调节角色。它们不仅具有吞噬细菌和细胞碎片的功能，还分泌对愈合过程至关重要的促炎趋化因子、酶和激素。巨噬细胞释放的酶包括弹性蛋白酶和胶原蛋白酶，它们能够消化损伤部位的受损蛋白质，为后续的重塑提供条件。此外，巨噬细胞还具有激素活性，它们分泌血小板源性生长因子（PDGF），刺激成纤维细胞和平滑肌祖细胞的生成，以及血管内皮生长因子（VEGF），吸引内皮细胞到受损区域，促进血管生成。

T 淋巴细胞是接近受伤部位的最后一批白细胞系，它们通常在受伤后约 3 天到达。它们的功能是调节胶原酶的活性，以防止健康组织的意外自溶，并将致病性抗体转化为记忆细胞，以帮助适应性免疫系统。这样，在未来再次接触这些微生物物种时，能够及时识别并终止感染。

增殖

正如炎症期与止血期重叠一样，增殖期与炎症期重叠，通常发生在损伤后 3~5 天。

增殖期的第 1 步是上皮化，即在伤口表面形成上皮覆盖层。这一过程的重要性在于防止水、有毒物质和病原体的侵入，同时保持温暖湿润的环境，有利于伤口的愈合。伤口两侧的表皮细胞会分泌胶原蛋白酶，使其能够从表皮基质中分离并向伤口的对侧迁移。到达后，它们会刺激浆蛋白的产生，以降解止血过程中形成的血块，使表皮细胞更容易迁移。受到纤维连结蛋白的促进，能够附着在伤口上的临时纤维蛋白网上。

当上皮细胞忙于覆盖伤口的表面时，下面的纤维增生阶段也在进行。在这个阶段，PDGF 和成纤维细胞生长因子等激素会触发成纤维细胞增殖。成纤维细胞是合成胶原蛋白和细胞外基质的细胞，其他细胞系位于这些细胞之上。通过形成细胞外基质，成纤维细胞为迁移的细胞提供了一个支架结构，使其能够穿过并附着在上面。

增殖期的终末阶段是血管生成，即新血管的形成。血管生成不仅对于伤口愈合至关重要，还对新生组织的生存至关重要。通过创造和维持新的功能性血液供应，支持细胞增殖所需的营养物质可以迅速到达所需的区域，最终的代谢产物也可以被清除掉。巨噬细胞分泌的血管内皮生长因子（VEGF）在很大程度上促进了这一过程。随着愈合过程的结束，对于充血组织的需求逐渐减少，从而导致血管生成停止。

重塑

重塑阶段也被称为成熟阶段。这是身体改变创伤部位的宏观和微观的一个过程，也是伤口最终呈现出类似于原始组织的状态。在止血、炎症和增殖阶段，伤口的快速愈合至关重要，以防止脱水、感染和组织坏死的发生。与此相反，重塑阶段是一个缓慢且更加复杂的过程，因为一旦底层组织变得稳定且血液供应良好，就没有必要急于完成修复，这可能需要数个月的时间才能完成。

一旦这些过程奠定了粗糙的基础，胶原蛋白就会从厚而混乱的 Ⅲ 型胶原蛋白转变为更薄且结构更整齐的 Ⅰ 型胶原蛋白网络。在这个过程中，周围细胞外基质中的水分被去除，使胶原蛋白纤维更加紧密地聚集在一起，从而收缩并形瘢痕组织。

在真皮和表皮中，胶原蛋白会自然地沉积在垂直于底层肌肉纤维的张力线上。这些张力线对于瘢痕的形成至关重要，因为沿着张力线平行愈合的伤口在美观效果上要比穿越张力线的伤口好得多。在伤口愈合过程中，胶原蛋白会理想地沿着张力线排列，为受损组织增加生物力学强度。

更紧密交织的胶原蛋白纤维和张力线强力结合，可以增强瘢痕皮肤的强度。然而，需要注意的是，尽管身体尽了最大努力以这种方式修复组织，但瘢痕组织永远不会比原始上皮层更强。

影响伤口愈合的因素

如前所述，伤口愈合是一个复杂的、多方面的过程，它依赖于几种生理机制的相互作用，以确保创伤组织最终恢复其原始结构、功能和外观。伤口愈合的复杂性使其容易受到多种因素的影响，在从伤口形成到重塑阶段完成的任何时候，这些因素可能都会对其造成破坏。

决定伤口愈合成功的因素可以是局部的，也可以是系统性的；然而，这些因素并不相互排斥，评估和管理求美者时应考虑可能影响愈合过程的所有因素，以避免求美者满意度差或不安全的结果。

异物与感染

异物的存在增加了伤口炎症阶段的愈合强度和时间。伤口愈合的增殖期和重塑期的上调与延长会导致潜在的严重后果，如：延迟愈合、肉芽肿形成和深层感染。因此，在进行任何美容手术时，充分清洁该区域并采用无菌、非接触技术非常重要。此外，需要注意的是，如果在不寻常的位置发现角质形成细胞或毛发，例如不小心将毛发引入颧肌内，求美者的免疫系统可能会将其视为"外来物"。

过度活动

为了实现有组织的、成功的组织重塑，限制运动是至关重要的。例如，在骨折的腿上打石膏，可以限制运动，从而减少有毒代谢物的积累，并有助于维持凝块和调节胶原蛋白的沉积。在较小的伤口中，由于活动程度有限，所以活动限制通常不是那么重要。但请记住，在对面部进行美容治疗时，这是一个几乎不可能让求美者保持静止的区域。

血液供应

受伤部位的血液供应对于及时有效地提供必要的氧气、白细胞和营养物质，以及清除有毒代谢物至关重要。缺乏良好的灌注会导致组织无法有效愈合，有时甚至无法愈合。这是因为氧气、蛋白质和葡萄糖对受损组织提供愈合所需的物质，以及防止毒素导致局部细胞死亡和皮肤坏死是至关重要的。在治疗具有已知血管病变风险因素的求美者时，如：吸烟或患有糖尿病的求美者，应始终牢记这一点。

营养

保证健康的饮食和充足的营养储备对伤口愈合至关重要。营养不良会使求美者的免疫系统受损，使伤口更容易感染，并延长炎症反应的持续时间，从而延缓伤口愈合过程。某些特定的营养物质对伤口愈合很重要，包括蛋白质、维生素 C、维生素 A 和锌。蛋白质和维生素 C 是胶原蛋白正常形成和沉积所必需的，因此缺乏这些营养物质的求美者往往表现出伤口愈合延迟和愈合组织的抗拉强度下降。

维生素 A 在伤口愈合中的作用仍不确定。然而，它被认为对上皮细胞的迁移、增殖和分化非常重要，因此在伤口愈合的上皮化阶段起着重要作用。最后，锌已被证明能够加速伤口愈合，缺乏锌的求美者伤口愈合时间比饮食均衡的健康求美者更长。

药物治疗

尽管医生开药的初衷是好的，但药物可能对伤口愈合造成损害。免疫抑制药物，如：糖皮质激素，特别容易妨碍愈合过程。类固醇抑制免疫系统，因此被用于治疗炎症性疾病，如：类风湿性关节炎和风湿性多肌痛。免疫反应的降低将导致伤口愈合的炎症阶段减弱，并导致纤维性瘢痕的形成。纤维组织的减少会增加伤口愈合时间，并降低新生组织的强度，从而对伤口愈合产生不利影响。

第 5 章　衰老的科学

衰老是一种影响着身体每一个细胞的自然生理过程。人们寻求美容疗法的最常见原因之一是为了在外观上逆转（或至少减缓）衰老的迹象。到目前为止，真正的逆转衰老仍无法实现。然而，在技术成熟的医生的治疗下，可以掩盖衰老的外观效果。在本章中，我们讨论了衰老的假设以及衰老的原因，并介绍了最大限度地减轻衰老的方法。

衰老的假说

尽管衰老是一个普遍的过程，但令人惊讶的是，人们对衰老的了解却很有限。这可能是因为每个生物体都以独特的方式生活，因此，所收集的任何数据都会受到无限的混杂因素的影响。我们为什么会变老？这是一个科学与哲学紧密结合的问题。例如，Longo 等提出了一个假设，认为衰老和死亡是一个为了物种利益而存在的一种利他过程。通过死亡，资源竞争减少了，疾病的孵化和传播的机会也减少了，这样任务就可以集中在年轻个体的发展和生存上。这些年轻个体能够为他们的社区提供更多的支持，并传递他们宝贵的遗传物质。与衰老过程相关的理论通常围绕着 2 个关键主题：随机事件（随机误差）和程序性细胞死亡。在本章中，我们讨论了一些被广泛接受的衰老理论。然而，这些理论不应被认为是孤立发生的，而应被视为一系列同时发生的、相互关联的事件，所有这些事件都以某种方式促进了衰老的进程。

衰老的体细胞突变理论

多细胞生物中的所有细胞（生殖细胞系除外）统称为体细胞。每当体细胞分裂时，其 DNA（**图 5.1**）都会被转录和翻译，为其子细胞合成新的 DNA 链。每次复制 DNA 时，都有可能无法准确复制，并可能会发生基因突变，就像玩"传话游戏"一样：一句话重复的次数越多，最终陈述中出现意外错误的概率就越高。细胞具备纠正 DNA 突变的机制：

- **碱基切除修复**：单一含氮碱基被一种叫作 AP 核酸内切酶的酶去除，然后 DNA 聚合酶使用互补链作为模板将正确的碱基放置在相应位置上。
- **核苷酸切除修复**：细胞利用机制修复较长的受损 DNA 片段（长度达 24 个核苷酸），例如在日光浴时被紫外线破坏的组织。当识别到一个受损的片段时，RNA 聚合酶会停在该部位，并将其标记为受损。然后，酶转录因子 Ⅱ H 将该片段移除，随后 DNA 聚合酶使用 DNA 的互补链合成正确的核苷酸序列。一旦完成，DNA 连接酶将两条链连接在一起。
- **错配修复**：这个过程与新合成的 DNA 上的核苷酸错配有关，尽管其确切机制尚不明确。人们认为，新合成的 DNA 链会被检测到错配，如果发现到任何错误的序列，外切酶将清除错配片段。一旦发生这种情况，DNA 聚合酶就合成正确的核苷酸，最终由 DNA 连接酶将 DNA 链黏合在一起。

这些 DNA 修复机制在抵御潜在的有害突变方面发挥了令人难以置信的作用；然而，不可避免地会出现无法修复的突变。这种微小的误差是体细胞突变理论的核心：随着年龄的增长，我们的体细胞会

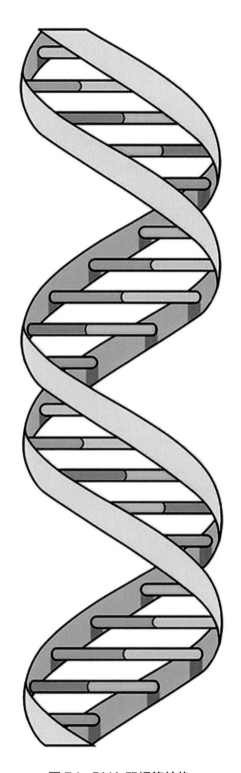

图 5.1 DNA 双螺旋结构

积累无法修复的 DNA 突变，其中一些可能是病态的。即使检测到 99.9% 的未突变，我们身体的所有体细胞中仍会积累大量的突变。DNA 损伤（以及随后的突变）可能是加速衰老的关键因素，这一证据来自对罕见遗传性 DNA 修复缺陷求美者的队列研究，这些求美者表现出类似于过早衰老的综合征。其中一个例子是 Werner 综合征，其特征是 WRN 基因的缺失，该基因在通过 RecQ 解旋酶和 $3' \rightarrow 5'$ 核酸外切酶活性在修复受损 DNA 中发挥重要作用。Werner 综合征求美者无法从自发突变中去除失效的核苷酸序列，因此，这些突变会在其一生中积累在细胞内。由于积累和未修复的受损 DNA 的影响，Werner 综合征求美者会表现出多种早衰迹象，包括白发稀疏、动脉粥样硬化、糖尿病、骨质疏松、白内障和心血管疾病，而这些通常只会在老年人中出现。

当一个细胞积累了一系列它无法修复的 DNA 突变时，它将经历 3 种变化之一：

（1）它将选择不可逆的休眠状态并关闭所有复制功能（一种被称为衰老的状态）。
（2）它会引发细胞凋亡，并破坏自身，进而破坏其错误的遗传物质。
（3）细胞会失控，并经历不受调控的细胞分裂。这是癌症发展的最初事件。

我们的细胞通过衰老和凋亡，将试图做一件"高尚"的事情，选择不再通过细胞自杀或衰老繁殖，来防止受损的遗传 DNA 被复制，并可能对我们的身体造成伤害。采用这种策略是为了保护我们的身体免受癌症等遗传性疾病的影响。由于衰老细胞对平衡没有贡献，而且凋亡细胞已经死亡，因此具有体细胞突变的组织最终会出现功能受损，并导致与年龄相关的病症，如：肾功能下降、白发和皮肤浮力降低等症状。

衰老的交联理论

1942 年，由约翰·比约克斯坦最早提出了衰老的交联理论，他在其中假设交联蛋白质的积累会损害细胞，从而减缓分子并促进衰老过程。本质上，交联是一种化学过程，通过共价键或离子键将一条聚合物链与另一条结合，改变它们的形状并导致功能下降。一个公认的交联过程是糖基化，在此过程中，葡萄糖分子与蛋白质结合，将其转化为晚期糖基化终产物或 AGEs。添加的葡萄糖分子具有天然黏性，因此会黏附在附近的其他蛋白质上，从而改变它们的形状，并形成一个由失效蛋白质组成的黏性团。随着时间的推移，这些 AGEs 的积累会导致衰老过程和与年龄相关的疾病，如：2 型糖尿病和动脉粥样硬化。

身体天生"足智多谋"，并具有出色的回收和代谢失效蛋白质的能力，以便在其他地方代谢和利用。然而，交联蛋白质无法被蛋白酶降解，随后，这些无用的蛋白质会聚集在细胞内。以这种方式积累的无功能蛋白质影响正常细胞生理功能的进展。关于皮肤，参与交联的一个关键蛋白质是胶原蛋白。交联的胶原蛋白的弹性明显低于正常水平，被认为是皮肤衰老的一个重要原因。由于其弹性降低和水分储存减少，皮肤会出现下垂的现象。

程序性衰老理论

程序性衰老理论实际上包括 3 个相互交织的理论：程序化长寿理论、衰老的内分泌理论和衰老的免疫学理论。这 3 种理论被认为是同时存在的，并支持功利主义的假设，即我们的衰老（和最终的死亡）是为了整个物种的利益。程序化长寿理论认为，在我们的一生中，从受孕的那一刻起，各种基因被开启和关闭，以应对某些生物压力。这一理论的支持证据是：在一个物种中，个体的寿命范围相对较大；然而，最大预期寿命相对容易预测。这与一些衰老理论相矛盾，这些理论认为，随着生物体年龄的增长，它们会逐渐衰退，就像一些生物体（比如果蝇）经常在设定的寿命后死亡一样，尽管没有明显的衰老迹象。研究表明，相对于广泛的遗传变异而言，拥有一个稳定的基因组可能确实是一个人达到预期寿命的决定性因素。据推测，基因的开启和关闭是为了在生物和生态压力下生存；然而，大多数发达国家的人很少有严重的生理压力，相对容易获得食物、住所和药品。因此，我们必须将衰老视为一种基因多米诺骨牌效应，我们每个细胞内都有一个时钟在滴答作响，细胞死亡是我们一生中一系列事件预先设定的终点。

衰老的内分泌理论与程序化长寿理论完美地交织在一起；然而，在这一理论中，有人认为激素是衰老的起搏器。胰岛素和胰岛素样生长因子（IGF）的一种特殊机制，在该领域得到了重视，也被称为ⅡS途径。ⅡS途径是一种古老的激素调节系统，保存在许多脊椎动物和无脊椎动物中，因此，人们对寿命较短的动物模型（如：果蝇和蛔虫）进行了研究。研究表明，胰岛素和IGF信号水平的降低将减缓衰老过程，甚至延长各种多细胞生物的寿命。然而，这一理论仍处于初级阶段，因为在大型哺乳动物（如：人类）中，由于多种混杂因素、寿命长和激素（如：生长激素）的分子模拟，很难确定ⅡS信号对衰老的真正影响。生长激素可能也起着重要作用。

关于程序性衰老的最终理论是衰老的免疫学理论。令人遗憾的是，我们的免疫系统在青春期达到峰值，随着年龄的增长，免疫系统会逐渐减弱。这是因为我们的身体发现更难识别的抗原，我们产生的抗体也变得不那么有效。由于免疫系统在生理上受到抑制，所以更难抵御感染，并且需要消耗更多的代谢储备来抵御感染，这就是为什么感染对老年人的影响可能比健康成年人更严重。免疫系统的受抑制也导致其识别和摧毁癌细胞的能力减弱，这可能是老年人恶性肿瘤发病率增加的原因之一。

衰老的磨损理论

衰老的磨损理论是一个公认且符合逻辑的理论。我们可以用一双鞋来比喻：您穿着它们越久，它们就会磨损得越严重；如果您从不将其从鞋盒中取出，它们将永远保持完好无损的状态。我们的细胞无法奢侈地停留在它们的"盒子"中，而是不断受到内部发生的复杂代谢过程的"磨损"。在正常情况下，细胞具备相对有效的修复机制，以确保不会造成损伤，但随着时间的推移，这些修复机制的效力会下降。如果一个重要的、不可替代的细胞组织被破坏了，那么我们的细胞就无法对抗持续性的磨损，最终导致衰老和死亡。随着时间的推移，细胞成分受到致命损害的风险成倍增加，正如我们的鞋子的比喻一样——您越频繁地使用某个东西，它就越有可能受到磨损。

复制性衰老理论

我们的细胞以预定的速度分裂，并具有预定的寿命，正如程序衰老理论所讨论的那样。在1961年，解剖学家Leonard Hayflick博士提出了复制性衰老理论，他指出，在无法继续复制的情况下，人类胎儿细胞可以分裂40~60次，然后进入衰老阶段。由于Hayflick博士做的这项工作，所以一个细胞可以进行的分裂次数以他的名字命名为Hayflick极限。

Hayflick极限在很大程度上受到染色体末端保护帽，即端粒的影响。端粒是一种重复的核苷酸序列，其功能是保护染色体末端免受意外缺失或与相邻的染色体结合，它们本身受到蛋白质复合物（称为庇护蛋白）和RNA的保护，RNA编码了端粒的序列。由于在DNA链末端有这些长碱基序列，这意味着它们可以有效地作为酶的缓冲液，防止酶错误地复制DNA。在脊椎动物中，核苷酸序列是AGGGTT，并在DNA的反向链上具有互补序列TCCCAA。悬在上面的是TTAGGG核苷酸的单链序列，在人类中重复大约2500次。在出生时，我们染色体末端的端粒由大约11000个碱基对组成，但随着年龄的增长，这个数字会减少到大约4000个。男性端粒长度的下降速度更快，这可能是男性比女性衰老得更快、寿命更短的原因之一。

每当我们的细胞进行复制时，端粒帽的长度就会减少，因为 DNA 聚合酶无法恢复端粒核苷酸序列。这被认为是 Hayflick 极限的主要决定因素之一，端粒最终会磨损到如此程度，导致 DNA 本身可能会受到损害。当端粒缩短达到临界水平时，DNA 无法继续复制，细胞将停止分裂，进而进入衰老阶段。衰老的目的是防止具有异常 DNA 突变的细胞能够复制和传递危险的突变。尽管如此，对人类成纤维细胞的研究显示，在某些情况下，可能恰恰相反。衰老的成纤维细胞已被证明可以刺激附近的癌前皮肤细胞，以增加其在老年人中的复制率，并在不影响非癌细胞复制率的情况下变为恶性细胞。这可能是一种进化权衡的反映，因为衰老可能通过无意中使老年人易患恶性肿瘤来保护年轻人免受癌症的侵害。

在某些细胞系（如：生殖细胞和干细胞）中，端粒的长度可以通过端粒酶的功能来维持。与 DNA 聚合酶不同，端粒酶能够在端粒末端添加重复的核苷酸序列，以减轻细胞分裂引起的长度损失。端粒酶并非在体细胞内产生，因此，它的缺失是通过复制性衰老而促进衰老过程的。

当我们将复制性衰老理论与美容联系起来时，一个相关的例子就是胶原蛋白。我们知道胶原蛋白有助于保持皮肤的完整性和弹性，它是由皮肤细胞如成纤维细胞产生的。当皮肤细胞衰老时，它们就失去了产生胶原蛋白的能力，有些甚至开始产生分解胶原蛋白的胶原酶。这是老年求美者主诉皮肤下垂和体积减小的一个重要因素。

衰老的系统性影响

在医学美容领域，人们很简单地将衰老视为仅影响人的外貌的过程，而实际上，衰老是一个同时涉及身体各个器官系统的复杂过程。如果我们不重视和尊重这一点，可能会无意中给求美者带来伤害。

正如前文所述，随着年龄的增长，我们的细胞逐渐失去了执行关键代谢过程的能力，最终会发生凋亡、衰老或恶性转化。我们无法察觉到单个细胞功能的丧失，相反，当整个组织或器官系统受损时，通常会首先注意到这些变化。变化可以被描述为年龄依赖性或与年龄相关。年龄依赖性变化是指那些可以被视为由于正常衰老引起的变化，而与年龄相关的变化更可能发生在老年人身上，但不一定与衰老过程本身直接相关。

在美容治疗领域，年龄依赖性变化应该是评估老年求美者的核心。肌肉、脂肪和胶原蛋白的减少会导致脸颊凹陷、嘴唇变薄或皮肤松弛。我们必须始终牢记，老年求美者的免疫系统在生理上较弱，因此在治疗后更容易发生机会性皮肤感染。由于皮脂分泌减少，雌激素和睾丸激素等性激素循环水平降低会导致皮肤变得干燥。由于皮脂是一种油性物质，分泌的主要目的是保持皮肤水分，当皮脂分泌不足时，可能会使人容易患上皮肤疾病，如：特应性皮炎。

与年龄相关的变化是一种病理性变化，随着年龄的增长可能影响到每个器官系统（**表 5.1**）。这些变化包括心血管疾病、痴呆、黄斑变性，以及恶性肿瘤等相关疾病（乳腺癌、结肠癌和肺癌等）。需要注意的是，皮肤也是一个器官系统，它也会表现出与年龄相关的显著变化，如：皮肤癌、日光性角化病和特应性皮炎。在对求美者进行治疗评估时，必须对这些变化具备敏锐的洞察力，因为识别基底细胞癌或恶性黑色素瘤等恶性肿瘤可以挽救求美者的生命。

表 5.1　与年龄相关的变化

系统	变化
心血管	最大运动反应和耐受力下降
胃肠	胃酸减少
	结肠运动能力下降
	胃食管交界处变弱
听力	老年性耳聋（与年龄相关的听力损失）
肝胆	肝脏重量减少
	血流量减少
	代谢率降低
免疫力	抗原识别受损
	抗体功能下降
神经	记忆力和注意力受损
	因失眠和早醒而导致的睡眠障碍
身体整体结构	增加全身脂肪，减少全身肌肉和水分
肾	肾脏重量减少
	肾小球滤过率降低
呼吸	肺功能测试中的轻度阻塞模式
	轻度缺氧加重
生殖（雌性）	雌激素和黄体酮降低
	外阴和乳房萎缩
	更年期
生殖（雄性）	睾丸激素分泌减少
	前列腺增生
皮肤	胶原蛋白的体积减小、合成减少
	皮肤弹性下降、体积减小
视力	老花眼（与年龄相关的视力损失）

影响皮肤衰老的因素

　　影响皮肤衰老的因素可以分为内在因素和外在因素。内在因素是指个人特有的因素，主要由基因构成决定，而外在因素通常是由个人的生活方式决定的，如：吸烟和紫外线照射。为了有效治疗求美者并提供适当建议，人们必须对皮肤衰老所涉及的内在因素和外在因素有深入了解。

皮肤衰老的内在因素

　　本章前面提到的各种衰老理论都是内在衰老的示例。这些因素是个体几乎无法改变的，因为它们是由其潜在的遗传和生理参数决定的。尽管遗传学的作用很强大，但内在因素实际上比外在因素对衰老的决定作用要小，而且应该只占皮肤衰老总体表现的 10%。

　　皮肤内在衰老与任何其他器具有相同的潜在分子和细胞机制，与内部器官衰老的影响非常相似，皮肤细胞更新减少，胶原蛋白等基质蛋白的产生减少，细胞外脂肪沉积减少，细胞死亡或衰老。这些变化导致皮肤逐渐萎缩，直到我们 50 岁左右，进一步加速进行性恶化。内在皮肤衰老的美容效果受到更强烈且可预防的外在因素的影响和干扰。

皮肤衰老的外在因素

外在因素是可影响皮肤衰老过程的外部因素。通过改变生活方式，如：不吸烟、保持健康饮食和避免过度暴露于紫外线，可以将外在因素影响最小化。

晒伤

紫外线引起的皮肤损伤（也称为光衰老）是皮肤衰老的主要影响因素。其影响来源于自然暴露在阳光下以及近期更危险的日光浴趋势。紫外线主要分为 3 种类型：UVA、UVB 和 UVC。UVC 光具有最短的波长，并在臭氧层内消散，因此对皮肤造成的后续损伤较小。UVB 光具有中等波长，只能穿透真皮层，它被认为是引起晒伤时出现的红斑变化的原因。UVA 光的波长最长，直到最近人们还认为它对皮肤无害，因为其需要比 UVB 光高 1000 倍的辐射水平才能引起晒伤。然而，最新的证据表明，UVA 光能够穿透皮肤到达真皮层，实际上可能是与光衰老相关的大部分慢性皮肤变化的原因。

皮肤暴露于 UVA 和 UVB 光下会导致真皮和表皮内基质金属蛋白酶的上调。这些酶进一步刺激角质形成细胞和成纤维细胞，产生和释放胶原蛋白酶，从而降解细胞外基质中的胶原蛋白和弹性蛋白。胶原蛋白和弹性蛋白水平的下降，使皮肤的浮力和弹性不如被晒伤之前。皮肤的反应是拼命修复受损的组织；然而，尽管它试图重建原始的细胞外结构，但重建的细胞外基质往往不规则且组织性差。尽管这些缺陷是微观层面上的，但随着时间的推移和反复照射的加剧，这些紫外线引起的皮肤缺陷最终会以皱纹和皮肤松弛的形式肉眼可见。

UVA 光和 UVB 光辐射都具有损害遗传物质的能力，不仅加速了衰老过程，还增加了患皮肤癌的风险。UVA 辐射的能量比 UVB 低，不会直接对 DNA 造成损害，但它可以通过活性氧自由基的产生来间接造成损害。当有足够能量的紫外线照射到真皮中层和下层时，氧气会转化为化学上不稳定的超氧离子 O_2^-。由于分子倾向于保持稳定的状态，超氧离子试图通过链式反应来稳定自身。链式反应通过从周围分子中窃取电子来产生更多的高能自由基，如：羟基自由基（OH^-）。众所周知，自由基会以这种方式对脂质、蛋白质和 DNA 造成损害，破坏其分子结构，从而干扰其功能。受损的蛋白质和脂质被细胞降解，导致结缔组织的结构紊乱。受损的 DNA 更危险，因为它可能导致癌症突变。

自由基是太阳光老化过程中深层皱纹形成的主要原因。皮肤内的自由基导致弹性蛋白启动子基因的上调，进而增加了真皮外层内弹性蛋白的合成和储存。太阳光老化可导致皮肤呈黄色，胸部、颈部和四肢常见多个深层交叉皱纹。另外，皮肤进一步出现萎缩变化是由于活性氧化物转移了真皮中的糖胺聚糖，如：真皮层内的透明质酸，并无意中改变了其主要二糖单位。糖胺聚糖通常分布在胶原纤维之间，它们的正渗透压吸引水分以保持组织的水分。自由基对糖胺聚糖的破坏意味着它们从真皮中的胶原纤维转移到真皮浅层的弹性组织。糖胺聚糖的这种迁移导致胶原纤维脱水，使皮肤失去了饱满度，进一步促使皮肤衰老。

DNA 在光化学方面具有卓越的性质。事实上，它能够将 99.9% 以上的 UVB 光子转化为热能，因此几乎不会对身体造成伤害。遗憾的是，剩下的 0.1% 的 UVB 光子会被皮肤中的 DNA 链直接吸收，导致相邻的胸腺嘧啶碱基通过形成新的共价键转化为嘧啶二聚体。嘧啶二聚体并不是孤立发生的，当我们的皮肤暴露在阳光下时，每秒会发生多达 50 ~ 100 次反应。由于我们的细胞拥有非常复杂的机制来处理阳光引起的 DNA 损伤，核苷酸切除修复等过程能够在嘧啶二聚体形成后的几秒钟内及时修复它们。如果含有嘧啶二聚体的DNA链无法被DNA聚合酶及时修复，就可能导致细胞复制受阻或转录过程中的误读，并可能产生致癌突变。因此，如果不及时识别和有效管理嘧啶二聚体可能会产生毁灭性的后果，并被认为是人类恶性黑色素瘤发展的关键因素。

烟草的烟雾

长期以来，人们已经充分意识到吸烟对健康的负面影响，但人们对于烟草烟雾对皮肤的影响却知之甚少。据报道，与紫外线照射类似，烟草烟雾会使真皮和表皮中基质金属蛋白酶上调，导致基质蛋白的降解速度超过了其再生速度。吸烟产生的活性氧与UVA光的影响几乎相同，可能导致真皮层内的弹性下降。此外，吸烟对皮肤影响的另一个重要考虑因素是组织灌注。吸烟会对身体造成缺氧性损伤，为了减轻这种损伤，我们的外周血管系统会收缩，以确保我们的内脏器官保持良好的含氧状态。然而，这也会导致皮肤血流量减少，从而减少皮肤呼吸和代谢所需的氧气与营养物质的供应，同时使局部环境中的毒素积聚。这些影响在创造对细胞不利的环境中相互加剧，随后导致细胞压力增加，从而增加了细胞死亡或衰老的风险。长期吸烟会导致血管动脉粥样硬化，并可能永久性地减少皮肤的血液供应，造成伤口愈合不良、溃疡和组织坏死等破坏性影响。基质金属蛋白酶上调、弹性组织增生和慢性组织灌注不足的相互作用，加速了皮肤的衰老过程。

衰老的美容效果

我们天生具有通过观察一个人来迅速判断他们是"年轻"还是"年老"的能力。随着年龄的增长，由于一些与年龄增长相关的明显的和不太明显的特征，我们对老年人或年轻人的认知也会发生变化。在美容实践中，需要能够客观和批判性地评估求美者的面部特征，以更有针对性和有效的方式减缓年龄的外在影响。

Demas 和 Braun（2001）概述了一些面部衰老的迹象：

- 额头上的静态纹。
- 下垂的眉毛，上睑外侧有灯罩状外观。
- 脸颊失去圆润感，鼻唇沟较深。
- 颈部松弛的皱纹。
- 下颌轮廓的清晰度下降。
- 唇周皱纹和嘴唇变薄。
- 不规则的皮肤色素沉着。

通过简单观察求美者来识别这些变化是很重要的；然而，了解细胞和分子水平上发生的生物学过程对于充分咨询求美者并为其提供最合适的治疗方案至关重要。

皮肤变薄

表皮和真皮细胞的数量在我们的一生中保持不变；然而，表皮的厚度会随着年龄的增长而减少，尤其是面部和颈部这样的暴露于阳光下的部位，尤其是女性。据统计，表皮深度的流失率约为每年0.64%，这听起来可能不多，但在30年的时间里，它将导致表皮总厚度减少近1/5。随着年龄的增长，真皮的厚度和血管分布也会减少，肥大细胞和成纤维细胞也会减少。这些细胞数量的减少导致皮肤免疫应答能力减弱，并对结构细胞外基质蛋白的产生造成损害。

老年人的真皮层的皮下脂肪也通常较薄，这导致脂肪从手部和面部重新分布到腹部、腰部和大腿，这可能是为了改善腹部器官的绝缘性和帮助调节体温。皮肤变薄、皮下脂肪减少使静态纹更加明显，鼻唇沟更加突出，唇部周围的体积减小可能导致面部呈现出"悲伤"的外观。

弹性降低

随着老年人皮肤中成纤维细胞数量的减少，逻辑上讲，它的透明质酸、弹性蛋白和胶原纤维的产生也会减少。由于这 3 种分子对皮肤的浮力和弹性都很重要，这种浓度的降低会导致皮肤看起来不那么丰满，弹性回缩能力受损。在老年人皮肤中，不仅产生的胶原蛋白较少，而且它们通常更多地发生交联并且组织排列不良，从而导致强度、支撑和亲水效果受损。老年皮肤中产生的弹性蛋白经常受到光损伤，导致其分子结构发生改变，进而导致皮肤的抗拉强度和弹性回缩能力降低。

脂肪垫的变化

最近的证据表明，导致面部衰老外观的因素不仅仅是皮肤的下垂，还有一些假设认为面部脂肪垫的变化在这一过程中也起重要作用。关于面部脂肪垫有 2 个主要理论：重力下垂理论和容积减少理论。这些理论很可能不是孤立事件，而是与年龄相关的生理变化共同存在的结果。

重力性上睑下垂的假设是基于微小韧带将面部脂肪垫黏附在面部下方的骨骼上。随着年龄增长和相邻面部肌肉组织的反复运动，这些韧带逐渐变得较弱。老年人面部脂肪垫的静态位置较年轻人更低，因为这些较弱的韧带无法支撑面部脂肪垫抵抗重力的拉力。这些发现导致了面部的下垂，使脂肪垫之间的皱纹（例如鼻唇区域）更加明显。

在考虑面部脂肪垫对衰老的影响时，容积减少是一个较新的概念。在 2007 年的研究中，Lambros 等通过长期随访和对比临床照片发现，面部的解剖标志（如：痣或睑颊交界处）在 10～56 年的时间跨度内保持相对稳定。这一发现挑战了仅仅归因于重力的理论，因为如果年龄相关的变化纯粹是由于重力作用，那么这些标志肯定会随着皮肤松弛而下降。他们的研究进一步表明，面部存在的纤维网络是相对稳定的，因此，面部年龄相关变化的另一个原因可能是面部脂肪垫容积的减少，而不是简单的下移。这一理论得到了证据的支持，即在颧部深层注射皮肤填充剂后，确实可以通过加增面部容积来减轻衰老的外观。

进一步的研究表明，面部脂肪垫萎缩可能遵循一种可预测的时间顺序，允许有计划和有针对性的治疗来解决这些变化。一般认为眼周脂肪垫首先出现萎缩，其次是颊脂肪垫、鼻唇脂肪垫，最后是深颊脂肪垫。这些概念不仅有助于诊断和评估，还有助于实施有针对性和自然的治疗。经验丰富的医生可以根据萎缩的模式来确定可能受到影响的脂肪垫，并相应地进行治疗，以矫正由于容积减少或韧带松弛引起的变化。

关于面部脂肪垫和衰老的另一个有趣观察是老年人面部的区域变化。研究表明，随着年龄的增长，深层脂肪垫会减少，而浅层脂肪垫会增加。因此，与年轻人相比，老年人的面部通常会出现更明显的眼袋和双下颏的现象。这可能是由于深层脂肪垫的萎缩和重力下降以及浅层脂肪垫的突出同时发生的影响。目前发生这种情况的原因尚不清楚；然而，这被认为与衰老相关的潜在代谢变化有关。

虽然前面讨论的与年龄相关的变化可以通过使用深层填充剂来提升萎缩或下垂的脂肪，以减少外在的衰老迹象，但最好的效果来自面部提升手术或自体脂肪移植。如果求美者面部脂肪严重萎缩或下垂，建议将他们转诊给精通这些技术的外科医生或专业医生，以便他们在这方面得到适当的咨询和治疗。

干燥的皮肤

随着年龄的增长，皮肤中皮脂分泌量和水分的储存量会减少，从而导致皮肤长期干燥。皮肤内的水分保留受到 2 个关键机制的影响：首先，氨基酸成分的改变会降低表皮内的渗透压，从而吸引和保留更少的水分子；其次，皮肤本身的渗透性增加，使皮肤更容易渗漏。由于老年皮肤的皮脂和水分保留较少，水分流失增加，这导致了组织脱水的复合效应。脱水的皮肤外观更薄，角质细胞脱落增加，对炎症和机会性皮肤感染的易感性增加。

不规则的皮肤色素沉着

皮肤色素沉着的不规则性主要是由于代谢活性黑色素细胞数量减少和日光引起的弹性增生的共同作用。功能性黑色素细胞水平每年下降 2%，使暴露在阳光下的皮肤呈现斑块状，背景呈黄色，这是由于日光引起的弹性纤维变性。因此，这些因素共同影响皮肤的整体外观，使暴露在阳光下的黄色区域呈现出不规则的棕褐色。

抗衰老过程中的预防措施

与医学的其他方面一样，初级预防被认为是解决皮肤衰老问题的最佳方法，然而，要完全预防皮肤衰老是不切实际的，因为这是一种根本无法避免的过程。大多数求美者可以通过改变生活方式来减缓衰老对皮肤的影响。作为一名美容医师，重要的是不仅要修复与年龄相关的变化，而且要正确地建议求美者采取简单的措施，希望在不需要侵入性治疗的情况下保持年轻的面部外观。

紫外线

预防过早衰老的重要措施之一是避免过度暴露于紫外线，无论自然阳光还是日光浴床。保持对阳光的敏感性，使用遮阳物或涂抹高防晒系数（SPF 50 或以上）的防晒霜，可以显著降低皱纹和日光弹性纤维变性的风险。

水合作用

保持皮肤水分对于保持皮肤的柔软性和维持其对外部病原体与过敏原的正常保护屏障至关重要。如果一个人不能通过摄入足够的水或使用局部润肤剂来保持皮肤水分，那么表皮屏障很可能会破裂。表皮屏障破裂会导致接触刺激物或病原微生物，引起炎症变化，这不仅会损害表皮细胞，还会损害健康皮肤的重要细胞外基质成分，如：弹性蛋白和胶原蛋白。水分可以通过饮食和饮水中摄入，建议健康成年人每天饮水量约 2.5L。如果需要，可以使用以下公式进一步为求美者量身定制适合他们的饮水量：

$$0.033 \times 体重（kg）= 每天饮水量（L）$$

润肤剂在帮助皮肤保湿方面，有一个粗略的经验法则是健康皮肤不需要过度保湿。考虑到大多数人由于工作或爱好而经常受到时间限制，每天使用保湿剂的次数可能是 3~4 次。需要注意的是，暴露在阳光或自然环境下的区域更容易脱水，因此，建议求美者将注意力集中在这些区域。

此外，环境因素也会使皮肤脱水，如：极端温度和大风。如果求美者在这样的环境中长时间暴露（如：长时间进行长跑运动），那么建议他们尝试用衣服来保护皮肤免受这些脱水因素的影响，并增加水分摄入量和保湿频率。

营养

通过确保求美者摄入足够的抗氧化剂，如：维生素 A、C 和 E，并享用健康均衡的饮食，可以改善皮肤健康。抗氧化剂在清除活性氧方面起着重要作用，而健康的饮食可以确保身体有足够的代谢储备来维持正常的细胞过程。

表皮是一个难以输送营养物质的区域，原因有很多。一个原因是它的血液供应相对较差，这意味着摄入的营养物质必须通过深层真皮的血管扩散到达表皮。另一个原因是其结构，因为表皮细胞被脂质和蛋白质交联紧密地包裹着，以维持皮肤屏障的完整性。由于细胞之间紧密结合，细胞外液的扩散受到阻碍，从而使营养物质更难以到达表皮外层。

由于营养物质从内部供应表皮细胞，因此常常采用局部施用的方式提供表皮营养。局部营养物质的输送取决于所使用的制剂，因为角质层是防水的，所以水基产品无法被吸收。但需要注意的是，电离溶液和脂质可以通过这个坚硬的屏障被吸收。因此，为了使营养物质被表皮细胞吸收，它们通常以基于脂质的溶液形式给予，这也是为什么许多保湿剂含有油腻成分的原因。局部施用皮肤营养物质的问题是，它们很难从表皮层到达真皮层。因此，外用制剂只有在将营养物质输送到表皮本身时才真正有效。

维生素 C

来源：柑橘类水果、草莓、树莓、杧果、奇异果、西瓜、辣椒

维生素 C 是一种可从血液中吸收的强大抗氧化剂，通过钠依赖性维生素 C 协同转运蛋白在表皮细胞之间转移，使其能够在表皮组织内积累和储存。我们的身体缺乏合成维生素 C 的能力，因此，我们的全部维生素 C 供应必须从外源性获得，无论通过饮食还是外用制剂摄入。维生素 C（以及铁）是赖氨酰羟化酶和脯氨酸羟化酶的重要辅助因子，这两种酶在胶原纤维中脯氨酸和赖氨酸的羟基化中起重要作用。羟基脯氨酸和赖氨酸被称为羟脯氨酸和羟基赖氨酸，这些分子在胶原蛋白中的多肽交联和维持其特有的三螺旋结构方面发挥着重要作用。

维生素 C 除了具有稳定胶原纤维的功能外，还可以作为一种强效抗氧化剂，直接清除由环境污染物或紫外线引起的自由基。维生素 C 也是一种间接抗氧化剂，通过恢复与细胞膜结合的维生素 E 的活性，使其能够继续发挥清除脂质结合自由基的作用。

众所周知，维生素 C 在局部应用时因多种原因而难以被皮肤吸收。首先，维生素 C 是一种强大的还原剂，在与皮肤接触之前，它在氧气中很容易降解，因此无法提供任何抗氧化保护。其次，维生素 C 是一种带电的水溶性分子，而表皮层只能吸收非带电的脂溶性分子。这使它永远不会穿透角质层，更不用说更深的表皮层了。有证据表明，维生素 C 只有以抗坏血酸的形式存在，并且在溶液的 pH 低于 4 时才能被吸收；然而，尚未在体外被证明能够增加其在代谢受损的角质层中的浓度。进一步证据表明，维生素 C 在局部应用时的生物利用度较低，这是由于从有血管的真皮到表皮的扩散梯度，以及局部施用维生素 C 不会增加表皮内维生素 C 水平，即使循环血浆中的维生素 C 水平较高。

维生素 E

来源：杏仁、花生、榛子、菠菜、西蓝花、葵花籽、牛油果

维生素 E 是皮肤中主要的脂溶性非酶抗氧化剂，我们简单地按字母顺序来讨论它，因为它与维生素 C 具有协同作用。当活性氧试图恢复到稳定状态时，它们会氧化富含多不饱和脂肪酸的细胞膜。细胞膜中的维生素 E 会被氧化，以保护周围的脂肪酸。当这种情况发生时，维生素 C 会快速还原维生素 E，使其再生并继续保护附近的细胞膜，细胞膜结合多不饱和脂肪酸和磷脂。通过防止这些膜性脂肪酸的氧化应激反应，维生素 E 有助于维持细胞膜的完整性和细胞的稳定性。有证据表明，局部应用维生素 E 可能有助于减少炎症，使长期受紫外线损伤的皮肤恢复活力，并减少因阳光损伤而导致的衰老迹象。与维生素 C 一起口服比单独服用时维生素 E 补充剂效果更好。

类胡萝卜素

来源：胡萝卜、李子、杏、红薯、菠菜、羽衣甘蓝

类胡萝卜素是一组天然存在的有机色素，可以在胡萝卜、水仙花和蛋黄中找到，赋予它们特有的橙黄色。它们是维生素 A 的衍生物，具有抗氧化特性和有效的光保护作用。

在预防过早衰老和促进皮肤健康方面，β-胡萝卜素可以说是最重要的类胡萝卜素。它起到脂质自由基猝灭剂的作用，限制活性氧引起的损伤的扩散，并通过免疫抑制作用积极预防 UVB 引起的晒伤性红斑。

局部抗衰老剂

抗衰老血清通常含有抗氧化剂、细胞调节剂或两者的组合。常见的抗氧化剂为维生素（如前文所述那些）、多酚和类黄酮，其作用是防止活性氧对细胞和胶原纤维造成损伤。然而，细胞调节因子通过直接影响胶原蛋白的代谢和生成来发挥作用，包括视黄醇、肽和生长因子。视黄醇是抗衰老制剂中最常用的细胞调节剂，它已被证明通过促进胶原蛋白的合成，以及抑制基质金属蛋白酶（如：MMP-1）的表达来帮助改善内在和外在的皮肤衰老。抗衰老霜中包含的寡肽和多肽可以被设计成模仿胶原蛋白或弹性蛋白等重要皮肤分子的氨基酸序列。如果局部应用抗衰老霜，这些肽可以促进胶原蛋白和弹性蛋白的合成，随后增加它们在皮肤中的浓度，并增加皮肤体积和弹性。

抗衰老过程中的非手术措施

如果初级预防尝试不能令人满意或不成功，有多种积极的治疗方法可用于减缓衰老过程。这些治疗方法的严重程度各不相同，而且都有其特定的风险和益处。了解常见的治疗方法能够准确向求美者提供建议，以解决他们所关注的与年龄相关的皮肤变化问题。其中一个重要方面是确保告知求美者所有可用的选择。如果您认为某种治疗方法（例如：外科整形）对于求美者来说是最佳选择，那么您应该向他们提出建议。根据法律和道德的要求，您有责任根据最新的报道向求美者提供最佳治疗方案的建议。

皮肤填充剂

注射皮肤填充剂是一种多功能的抗衰老治疗方法，可用于恢复容积损失、提供组织水分和提升成纤维细胞活性。常见的治疗部位是嘴角、鼻唇沟、脸颊、唇部和口周，因为这些区域通常呈现出与年龄相关的容积损失。皮肤填充剂通常持续 6~12 个月，治疗后几天通常会有一小段时间的肿胀或瘀伤。它们被广泛认为是治疗与年龄相关的容积损失的非手术治疗的黄金标准。

肉毒毒素

皱纹可以是动态的（仅在运动时出现），也可以是静态的（在运动和静止时都出现）。肉毒毒素是一种强效麻痹剂，也许应该被归类为主要的预防措施，因为一旦形成静态纹，它几乎没有效果。当求美者初次治疗后，肉毒毒素的作用会持续 3~4 个月；然而，随着后续治疗，肌肉萎缩，预期效果的持续时间可能更长。肉毒毒素仅适用于额头、眉间复合体和眼轮匝肌外侧的抗衰老治疗。

富含血小板的血浆

富含血小板的血浆治疗是一种自体治疗，求美者的血液被采集并经离心分离，将红细胞从高浓度的血小板的血浆中分离出来。红细胞被丢弃，血浆则重新注入求美者的皮肤。目前关于其疗效的证据相对较弱，然而作为一种让皮肤恢复活力的流行疗法，它正在获得越来越多的关注。富含血小板的血浆（PRP）的理论基础是生长因子，如：血小板源性生长因子和组织生长因子，一旦被聚集诱导剂激活，就会从浓缩血小板的 α– 颗粒中释放出来，如：止血部分所述。已经在体外证明，PRP 处理可能通过成纤维细胞的激活增加胶原蛋白和其他基质成分的合成。增加的胶原蛋白形成和成纤维细胞活性被认为可以恢复皮肤的容积、水分和弹性。

化学剥脱术

化学剥脱的作用机制是通过启动皮肤的修复机制实现的。这是由于剥脱过程中引起的一过性炎症反应，可以是继发于表皮松解症的炎症反应，也可以是深层真皮本身的炎症反应。剥脱的程度可以根据渗透程度进行分类（**表 5.2**），而渗透程度取决于所使用的物质（及其浓度）、溶液的 pH，以及剥脱与皮肤接触的时间。

表 5.2　化学剥脱概述

分类	化学成分	到达深度
表皮	α/β– 硫乙氧基酸（HA）；三氯乙酸 < 30%	基底层
中间	三氯乙酸 < 30%	上网状真皮
深层	三氯乙酸 > 50%；苯酚	下网状真皮

化学剥脱已被证明，在初始效果稳定后，就会增加胶原蛋白、水分和糖胺酸在皮肤内的沉积，从而改善皮肤的弹性和减轻皱纹的可见性。需要注意的是，这些程序具有一定的风险，并且随着剥脱的深度增加，风险也会增加。常见的并发症是机会性感染（尤其是继发于疱疹病毒）、色素沉着和太阳斑。化学剥脱后有一个重要的恢复期，而在深层剥脱后，恢复期可能更长。尽管存在风险，但化学剥脱确实经常为与年龄相关的广泛皮肤变化的求美者提供显著的效果。

激光、强脉冲光和射频皮肤重塑

这些治疗方法通常采用以下 3 种途径之一：强脉冲光（IPL）、激光或射频。这 3 种方法的整体作用机制相似，其目的是通过对真皮中的胶原蛋白进行选择性热诱导损伤，从而促进反应性胶原蛋白的合成。这些治疗方法常用于改善光老化皮肤，可分为以下两类（**表 5.3**）。

表 5.3　光老化皮肤的治疗重点

类型	治疗重点
I	异位血管、红斑、不规则色素沉着、皮脂腺改变
II	改善真皮和皮下细胞活性

有证据表明，IPL 治疗光老化皮肤可促进乳头状和网状真皮中成纤维细胞数量增加、新的胶原蛋白形成，并减少日光弹性增生。IPL 已被证明对于光损伤引起的 I 型变化具有显著的益处。在治疗区域，

IPL 可以刺激成纤维细胞，随后促进新的胶原蛋白和弹性蛋白的形成。

激光修复衰老皮肤具有多种恢复活力的效果，包括表皮消融、胶原蛋白收缩和刺激新胶原蛋白生成、细胞内细胞器的再生，以及细胞间附着物数量的增加。这些会使皮肤更加紧致。然而，需要注意的是，更深层次的激光治疗会带来更长的恢复期和更大的并发症风险，如：感染、持续性红斑和异常的皮肤色素沉着。最近，分馏式 CO_2 激光、铒玻璃激光或铒 YAG 激光（钇铝石榴石）等技术得到了发展。这些激光器能够在真皮层内形成高度可控的微热区域，从而刺激伤口愈合、真皮重塑和重新上皮化，与传统激光疗法相比，这些新技术具有更短的恢复期和更小的副作用。

单极射频（RF）探头通过产生电流，将其传导至皮下脂肪，从而诱导皮肤立即收紧和胶原蛋白收缩。这种电流通过皮肤时会产生热量，进而导致部分胶原蛋白变性，随后促进新胶原蛋白的生成，使皮肤变得更紧致。此外，射频治疗还能够在皮肤伤口愈合的炎症阶段进一步促进皮肤紧致效果。射频治疗在减少皱纹、提升眉毛，以及消除痤疮瘢痕方面取得了良好的效果。与激光治疗类似，射频治疗有长达数周的恢复期，且产生类似的并发症。

衰老生理学综述

在衰老过程中，存在多种理论，内容如下：

- 体细胞突变理论。
  · 随着细胞的复制，DNA 中的损伤会伴随每个复制周期的积累。最终，这些损伤的综合效应会导致细胞衰老、凋亡或潜在的恶性转化。
- 交联理论。
  · 交联蛋白的积累会损害细胞并抑制分子，导致细胞功能下降和与年龄相关的疾病。
- 程序性衰老理论。
  · 我们的细胞以及我们自己作为一个整体，有着有限的寿命，受遗传、激素和免疫学因素的影响。
- 磨损理论。
  · 持续的代谢过程最终会破坏细胞机制，使其无法修复，随着年龄的增长，导致生物功能下降。
- 复制性衰老理论。
  · 细胞在衰老和癌变之前只能进行有限次数的分裂（Hayflick 极限）。这被认为可以减少有害突变的传播和细胞癌变的机会。

皮肤衰老受内在因素和外在因素的影响。几乎 90% 可见的皮肤衰老是由外在因素引起的。内在因素是指求美者特有的因素，如：基因构成、种族和性别，而外在因素则与生活方式相关，如：日晒、吸烟和饮食。某些生理变化与皮肤衰老有关：

- 皮肤变薄。
- 皮肤弹性下降。
- 面部脂肪垫萎缩和下垂。
- 皮肤干燥。
- 不规则的皮肤色素沉着。

衰老是无法避免的，但可以通过以下方式来减缓衰老：

- 避免暴露在过多的紫外线环境中。
- 保持充足的皮肤水合作用（口服或通过润肤剂）。
- 均衡健康的饮食。
- 使用局部抗衰老血清，如：视黄醇。

美容医师可以通过多种治疗方法来减少皮肤衰老的外部因素：

- 肉毒毒素。
- 皮肤填充剂。
- PRP。
- 化学剥脱术。
- 激光治疗。
- 周期性 IPL。
- 射频治疗。

每种治疗方法都有其自身的益处和风险，因此应根据求美者衰老美容迹象的主要原因的临床评估，并结合求美者的期望效果来决定治疗方案。

第6章 求美者评估

在任何美容治疗中，对求美者进行评估是最关键的阶段之一。除了详细了解求美者的病史，还需要了解社会和文化对美学的影响，以选择最佳治疗方案。了解人们对美的认知以及能够如何（或更重要的是不能）帮助他们实现目标是非常重要的。不仅要在生理和心理层面上对求美者进行评估，还必须对常见的皮肤病有所了解，因为求美者认为这是一种不美观的缺陷，而实际上可能代表着一种更严重的病理状况。对病理性病变有敏锐的洞察力有助于将求美者引导到相关的医学专家那里，并有可能挽救他们的生命。

美容方法

1757 年，哲学家 David Hume 提出，美存在于观察者的眼中，并认为我们每个人对真正美的定义都有自己的解释。毫无疑问，作为个体的我们对他人的吸引力有自己的看法，最近的研究表明，美并不简单。有证据表明，我们都对自己认为有吸引力的某些特征有自己的偏好，但这似乎围绕着一种根深蒂固的规范，这种规范在不同的文化中几乎无处不在。一个特别有力的论点偏离了美主要是一种文化驱动的现象，即婴儿会花更多时间看着漂亮的面孔而不是不漂亮的面孔。在这么小的年纪就这样做，表明人们对美的感知可能是本能，而不是受到周围人观点的影响。

根据进一步研究，合成的面孔比单独面孔更具吸引力。在 1990 年，Langois 和 Rogmann 在相似的光线下拍摄了一系列面部表情相似的个人照片，并制作了由 4 张、16 张或 32 张个人面孔组成的综合脸谱。研究发现，面孔越"平均"，越受欢迎，其中 32 张个人面孔合成的面孔被认为是男性和女性最具吸引力的面孔。这可能是由于合成面孔通过连续叠加来减少瑕疵，或者平均面孔在研究对象中产生了一种熟悉感。我们对"平均"面孔偏好的更深层次和遗传原因可能是它们更接近预期的标准，我们下意识地认为它们不太可能携带潜在的不良基因突变。

平均性被认为等同于美丽是过于简单化的观点。否则，每个人都会认为被称为"普通人"是一种高度的赞美。事实上，世界上许多最美丽的人拥有与其他人不同的引人注目的特征。在 Langois 和 Rogmann 研究的基础上进行的进一步研究发现，被认为美丽面孔的合成图像比平均面孔的合成图像更受欢迎，这与平均性假设相矛盾。另一个反对平均性假设的论点是：许多人下意识地将对称视为美丽的特征。这是由于古老本能中追求具有遗传强大和能力强的后代的原因。在胚胎发育过程中，决定身体两侧发育的基因几乎同时被激活和失活。在这个过程中，微小的偏差可以导致面部不对称。由于我们的基因决定了这些事件发生的准确性，因此，我们将对称的面孔视为稳定基因组的反映，这本身是一种理想的繁殖特征。

几千年来，具有反映基因和生殖能力特征的人被认为是有吸引力的。在女性中，被认为有吸引力的特征包括大眼睛、小巧的下颌和鼻子、干净的皮肤、灿烂的笑容和丰满的嘴唇。这些特征的结合表现出年轻感和性成熟，可能是因为生物上意识到接近更年期的女性经常面临衰老问题。有趣的是，人们常常通过整形手术来追求这种几十万年来人类一直认为有吸引力的外貌。

对于女性对男性吸引力的感知特征，科学研究相对较少。女性认为有吸引力的男性面孔似乎不仅与生殖能力和基因有关，还与对后代有一个好父亲的本能感知有关。睾丸激素的分泌是赋予男性面貌中的"男子气概"的一个关键因素，它能刺激肌肉、骨骼和头发的生长。许多物种以不同的方式展示睾酮水平，在人类中，一个显著的特征是下颌的宽度——睾酮水平较高的男性通常比睾酮水平较低的男性下颌更宽。

你可能会对男性的下颌大小如何反映基因稳定性和父亲身份感到困惑，但这背后的逻辑相对容易解释。首先，睾酮作为免疫抑制剂，血液中睾酮水平较高的人其免疫系统被有效地抑制。睾酮诱导的免疫抑制的遗传意义在于，血液中睾酮水平较高的人更容易受到机会性感染的影响，逻辑上应该更易患上传染病。如果一个男性在成年时身体健康，尽管表现出高水平睾酮的表型，那么这表明他们的免疫系统（因此也是遗传构成）足够强大，能够弥补这种生理上的不足。通过简单评估下颌大小来选择具有良好遗传组成的潜在伴侣，使女性有可能给她们的后代选择一个能够传递稳定基因组的父亲。由于我们一半的基因来自父亲，一半来自母亲，对具有强大遗传能力的伴侣进行明智的选择，给后代提供了更好的生存机会。感知男性吸引力的第 2 个因素与睾酮表达有关，并随女性的月经周期而变化。有证据表明，在排卵期，女性经常选择具有反映睾酮暴露的男性面孔作为更有吸引力的对象，而在其他时期，许多女性更喜欢柔和、更具女性特征的男性。在排卵期，被更男性化的面孔吸引可能与对男性基因组的潜意识欣赏有关，而在其他时期，对更柔和特征的偏好可能是为了避免受到攻击性伴侣的伤害，这些伴侣可能会危及女性及其子女的安全。

评估求美者以确定治疗方案

在评估求美者是否适合接受美容整形治疗时，应考虑以下 5 个关键问题：

（1）是否了解求美者对治疗所期望的结果？
（2）求美者是否具备接受治疗的能力并已经同意治疗？
（3）求美者是否具备合适的解剖结构来达到其所期望的治疗效果？
（4）求美者是否不存在任何治疗禁忌证？
（5）是否具备满足求美者所期望的美容外观的能力？

如果这些问题的答案都是否定的，那么就不应该为求美者进行治疗。尽管求美者可能坚持要求继续治疗，但这并不符合他们的最佳利益。在医患关系中，这种家长式的行为是不可取的。在这种情况下，继续治疗可能会给求美者带来伤害，而且几乎不会带来任何好处。因此，更好的选择是承认自己没有必要的技能或设备达到求美者所期望的整形效果，并进行必要的进一步培训，然后再考虑治疗。

适当的沟通技巧、技术和治疗禁忌证将在后续章节中进行讨论。请花点时间熟悉这些内容，有助于您成为一名更好的美容整形从业者。

常见的皮肤病变以及如何描述它们

皮肤科是一个广泛应用但我们很少接受正式培训的医学专业领域。然而，皮肤疾病是求美者最常咨询的问题之一。在讨论常见的皮肤病之前，了解如何准确描述皮肤病变非常重要。这样可以确保我们能够简洁而准确地记录病情，并在需要时与皮肤科医生进行有效沟通。在得到求美者同意的情况下，我们应该经常拍摄皮肤病变的照片，并将其添加到求美者的病历中。能够准确描述皮损对皮肤科医生更好地理解并处理求美者的病情非常有帮助。尽管一张图片胜过千言万语，但简洁且准确的语言描述可以极大地补充图片所传达的信息。

表 6.1 ~ 表 6.6 概述了常见的皮肤病变以及如何适当地描述它们。需要注意的是，这些皮肤病变往往不是单一存在的。例如，可能会在麻疹求美者身上遇到斑疹。

表 6.1 扁平状的皮肤病变

描述	外观	图解
色素斑	扁平的、不可触及的皮肤病变，直径＜1cm	
斑块	扁平的、不可触及的皮肤病变，直径＞1cm	

表 6.2 充满液体的皮肤病变

描述	外观	图解
囊泡	含有透明液体的水疱，直径 0.5~1cm	
大疱	含有透明液体的水疱，直径＞1cm	
脓疱	可见脓液聚集，直径＜1cm	
脓肿	可见脓液聚集，直径＞1cm	

表 6.3 隆起的皮肤病变

描述	外观	图解
丘疹	实心的隆起病灶，直径＜1cm	
结节	实心的圆顶状隆起病灶，直径＞1cm	
斑块	大的、浅表的、平顶的、可触及的病变	
风疹块	在真皮层内的水肿区域，通常直径＞2cm。通常与过敏相关，可能有红斑边界	

表 6.4 伴有皮肤缺失的病变

描述	外观	图解
萎缩	表皮/真皮变薄	
裂伤	表皮上的线性"裂纹"	
腐蚀	部分表皮缺失	
溃疡	有或无真皮缺失的完整表皮	

表 6.5　病变表面的特征

描述	外观	图解
剥落	病变表面有白色片状物	
表皮脱落	划痕	
苔藓样变	慢性抓挠导致表皮增厚	
结痂	干血 / 脓液 / 间质液	

　　这些表格应该为您提供有用的描述性术语库，以帮助记录和交流您在评估求美者时的发现。为了进一步了解相关的皮肤状况以及如何描述它们，建议查阅专门的皮肤科教科书。

表 6.6　皮肤内的血管变化

描述	外观	图解
毛细血管扩张	小的、浅表的、发黄的血管	
瘀点	微小的、不褪色的红色 / 粉红色斑块，通常为针头大小	
紫癜	比瘀点大的非变色的红色 / 粉红色斑块	
蜘蛛痣	表面血管的霜状扩张	
红斑	皮肤发烫、发红	
瘀斑	瘀青	

常见良性皮肤病

　　皮肤疾病是非常常见的。在英国，在人们生命中的某个阶段，每 10 个人中就有 6 个人得过某种形式的皮肤病，而在全科医生的预约中，每 5 个预约求美者中就有 1 个涉及皮肤问题的主诉。由于其普遍性，无疑会治疗到患有活动性皮肤疾病或曾经患有皮肤疾病的求美者。因此，了解一些常见的皮肤问题、其自然病史，以及治疗方案对于有效而安全地治疗至关重要。

特应性湿疹

特应性湿疹是最常见的内源性湿疹，通常与其他特应性疾病（如：花粉热和哮喘）同时出现。在英国，大约每 5 名儿童中就有 1 名会在某个时候患上特应性湿疹，其中每 10 名儿童中就有 6 名症状会持续到成年。尽管许多人在成长过程中确实摆脱了这种疾病，但需要注意的是，对于其他人来说，这是一种可以治疗但无法治愈的慢性疾病。

历史上，对特应性湿疹的病理生理学知识的了解令人惊讶地少。但现在人们认为它是一种多系统疾病，遗传、免疫、屏障和环境因素都有助于其发展。FLG 基因是这些因素相互联系的一个典型例子，它编码表皮蛋白——聚丝蛋白。

聚丝蛋白是一种重要的蛋白质，在皮肤中发挥着关键作用。它不仅有助于维持角质细胞的平衡和终末分化，同时还促进皮肤屏障的形成，并有效锁住水分，使皮肤 pH 维持在正常水平。然而，当聚丝蛋白的功能异常时，会导致正常的保护性表皮屏障失效，进而引发炎症和破裂。这种炎症会导致皮肤瘙痒，进而使皮肤屏障进一步受损，因为求美者会不自觉地抓破受损的区域。皮肤屏障破损后，更深层的表皮和真皮会暴露在刺激物和机会性微生物的作用下，从而进一步增强炎症反应。此外，据推测，能够穿透受损皮肤屏障的过敏原可能会引发免疫球蛋白 E（IgE）介导的过敏反应。这不仅会加剧局部炎症，还可能导致哮喘和花粉症等其他特应性疾病的发展。

免疫系统在特应性湿疹的发展中扮演着重要角色，尤其是通过辅助 T 细胞（TH2）的功能。在特应性过敏反应中，这些淋巴细胞分泌的白细胞介素 IL-4 和 IL-5 水平高于正常水平。IL-4 在新生 TH0 细胞向 TH2 淋巴细胞的分化过程中起重要作用，因此，这些细胞因子的循环水平异常增高，导致 TH0 细胞向 TH2 淋巴细胞分化的比例增加。IL-5 的功能主要与 B 淋巴细胞的生长、黏膜内 IgA 的产生和分泌，以及嗜酸性粒细胞的活性相关。上述观察的临床意义在于，表达这些白细胞介素的 TH2 细胞数量越多，就会引发越强的全身性炎症反应，类似于其他特应性疾病的发生情况。

在临床上，特应性湿疹表现为对称的、瘙痒的、界限不清的红斑，有时伴有溃疡和浆液性渗出。湿疹最常见于屈曲部位，如：胫骨前窝和膝关节后部，也常见于面部和颈部。在慢性病例中，由于反复抓挠，患处可能出现苔藓化（皮肤增厚，皮肤斑点增多）。其症状还包括患处的过度角化和色素沉着。

特应性湿疹的常规治疗方法是使用润肤剂和外用类固醇。外用类固醇的选择应根据求美者的病情和部位敏感程度进行调整。对于外侧区域，可以选择较强的皮质类固醇，如：0.1% 的倍他米松。而对于更敏感的区域，例如面部和手部，可以选择较弱的皮质类固醇，如：1% 的氢化可的松。

由于湿疹求美者的皮肤屏障受损，常易发生附加感染，常由皮肤共生菌（如：金黄色葡萄球菌）引起。这些感染通常在临床上进行诊断，有时与求美者的正常特应性湿疹难以区分，因为症状和体征会非常相似。在局部和无并发症的细菌感染病例中，可以使用局部抗生素，如：夫西地酸。如果症状比较严重，或者求美者没有反应，通常与局部治疗联合口服 2 周抗生素，如：红霉素或氟氯西林。重症病例通常需要住院接受专科治疗。

需要牢记的是，湿疹的感染性加重并不仅限于细菌，也可能是由病毒（如：单纯疱疹传染性软疣）和真菌（如：白色念珠菌）引起的。湿疹的感染区域，特别是链球菌感染区域，可能成为超级抗原，促进原有病变内部的炎症反应和生长，并可能在其他地方形成新的湿疹病灶。

关于化妆品，在任何治疗的湿疹区域使用都是不安全的，尤其是当湿疹正在发作或最近症状恶化时。治疗活跃的湿疹区域可能对求美者的皮肤产生极大刺激，而且会使感染的风险大大增加。长期使用外用类固醇治疗的求美者可能会因上皮细胞发育不良而产生不良效果。因此，最好避免在这些区域使用化妆品，更不要注射皮肤填充剂，因为覆盖的表皮层较薄，可能会使治疗效果不理想。

接触性皮炎

顾名思义，接触性皮炎是一种皮肤内的炎症反应，是由于直接接触过敏原或刺激性物质导致的。根据触发性质的不同，可进一步细分为刺激性接触性皮炎和过敏性接触性皮炎。当表皮屏障受损时，接触性皮炎的发展通常会加剧。因此，特应性湿疹可能增加个体易患接触性皮炎的风险。除此之外，其他导致表皮屏障受损并引发接触性皮炎的潜在原因还包括高龄和对皮肤的直接创伤，比如体力劳动者。

刺激性接触性皮炎

刺激性接触性皮炎的发病机制是由于刺激物本身引起的表皮创伤。通常情况下，这种创伤很少在一次接触中发生，而是由于反复、持续接触刺激性化学物质而导致的。反复的接触会破坏皮肤表面的天然油脂，并引起表皮层的水分流失。这两种作用的叠加会导致皮肤变得干燥、僵硬并最终破裂，使刺激物渗透到皮肤深层。

刺激性接触性皮炎的典型表现为瘙痒和红斑斑块。在严重情况下，可能会出现裂缝、水疱和大疱。刺激性接触性皮炎常见于手部，因为手部容易接触或使用刺激性物质。其他常见的部位为面部、颈部和手臂。

有多种因素可影响刺激性接触性皮炎的严重程度，较严重的病例通常见于以下情况：

- 刺激物的体积较大。
- 刺激物的浓度较高。
- 暴露于刺激物的时间增加。
- 接触刺激物的频率增加。
- 皮肤完整性下降。
- 极端的温度。
- 极端的湿度。

刺激性接触性皮炎通常与个人的职业相关，特别是那些每天接触腐蚀性化学品的职业，如：美发师、护士、外科医生和清洁工。常见的致病因素为肥皂、漂白剂、洗涤剂、化妆品和抛光剂。需要注意的是，并非所有的刺激物都是合成的。唾液是碱性的，反复并长时间地接触口周皮肤，会导致口周皮肤过敏，患上"舔唇湿疹"，这本身就是一种刺激性接触性皮炎。

处理刺激性接触性皮炎的核心是尽量避免刺激。对于某些人来说，由于他们的工作性质，不可能避免，因此，最好的方法是通过使用防护装备尽可能地限制接触。如果求美者出现瘙痒和压痛症状，则要经常将局部皮质类固醇与润肤剂联合使用，既可以作为屏障，又可以滋润受伤的皮肤。刺激性接触性皮炎与特应性湿疹具有类似的附加感染风险，因此，对于那些在适当的预防和保守治疗后仍有症状的人来说，它是一个相关的鉴别诊断。

任何形式的美容整形治疗在刺激性接触性皮炎活动区域都是禁忌的，如：注射肉毒毒素治疗手部多汗症或在面部刺激性接触性皮炎求美者中进行丰唇术。治疗禁忌主要是由于感染的风险大大增加，以及由于进一步的表皮创伤而延长刺激性接触性皮炎发作的可能性。请向求美者说明这一点，并建议他们在皮肤完全愈合且不再需要任何药物治疗后再来做进一步评估。

过敏性接触性皮炎

尽管过敏性接触性皮炎的表现与刺激性接触性皮炎相似，但其病理生理学机制存在差异。过敏性接触性皮炎不是由皮肤上的刺激物直接引起的，而是一种 IV 型细胞介导的超敏反应，在先前接触过过敏原的记忆 T 细胞被再次暴露后，它们会释放细胞因子，引发特征性的红斑和瘙痒反应。过敏性接触性皮炎与刺激性接触性皮炎一样，更容易发生在皮肤破裂的区域，因为这样致敏性过敏原能够更深入地进入表皮。而深入表皮的过敏原更容易被朗格汉斯细胞捕获，这些细胞在棘层中分布最广。朗格汉斯细胞对过敏原的捕获和处理是超敏反应的首要步骤。

在过敏性接触性皮炎的急性发作期，如果病情轻微，通常表现为红斑和丘疹；然而，随着病情逐渐加重，也可能看到水疱和大疱。如果求美者病情发展为慢性皮炎，受影响的皮肤通常会因反复的摩擦而出现苔藓化，同时伴有脱屑、红斑和潜在的斑丘疹。

引发过敏性接触性皮炎的常见过敏原包括镍、铬、香料衍生物和药物，如：新霉素和局部麻醉剂。通常情况下，该病首先表现在直接接触过敏原的区域。例如，如果一个人系着含镍的腰带，脐部可能会受到影响。然而，远离接触部位的区域也可能受到影响，尽管病因尚不清楚。推测是由于对受影响皮肤本身的免疫反应或循环细胞因子所致。如果出现自身过敏，那么可能会出现急性、对称性、全身性的湿疹反应，最常见的受累部位是手臂、腿部和躯干。据推测，这可能与涉及的全身性炎症反应相关。自身过敏急性发作的求美者通常表现为全身不适和疲劳，并伴有低热。

过敏性接触性皮炎的管理可能具有挑战性，因为确定致敏原通常很困难。疑似过敏性接触性皮炎的求美者，如果没有明显的诱因，通常会被转诊进行斑贴测试，以进一步调查。一旦确定了致敏原，那么第一步管理就是尽可能避免接触。急性皮炎的处理方法类似于其他过敏反应，口服抗组胺药物如氯苯那敏和局部应用类固醇如氢化可的松是主要的治疗方法。过敏性接触性皮炎遵循皮肤病学的基本原则：如果它是干的，就保持湿润；如果它是湿的，就保持干燥。因此，急性、渗出的反应可能受益于外用药物，如：醋酸铝收敛剂。而干燥、苔藓化的过敏性接触性皮炎通常最好使用外用润肤剂。

银屑病

银屑病是一种慢性、多系统炎症性疾病，其典型的皮肤表现为边界清晰、瘙痒、有鳞状红斑斑块和白色死皮屑。该疾病相对较为常见，每 50 人中就有 1 人患有这种疾病。皮肤银屑病的表现不尽相同，斑块状银屑病是最常见的形式，每 10 名求美者中就有 9 人患有该病。这种银屑病斑块通常出现在头皮、肘部、膝盖、下背部和臀部等。

银屑病的临床表现可以通过潜在的发病机制得到很好的解释。银屑病是由辅助 T 细胞淋巴细胞和 T 细胞毒性淋巴细胞介导的，它们被一种未知的基因产物或抗原激活。一种假设的原因是 T 细胞被一种名为 LL-37/cathelicidin 的抗菌肽错误地自动激活，这种抗菌肽是由角质细胞和炎症细胞在应对细菌感染或创伤时产生的。这些自动激活的 T 细胞会分泌促炎症细胞因子，如：IL-17 和 TNF-γ，在受银屑病影响的部位引发细胞增生或增加细胞繁殖率。银屑病斑块中的表皮细胞的更新率非常惊人，从成熟到脱落只需 4 天，而正常皮肤的表皮细胞的更新则需要近 28 天。这些快速分裂的细胞最终堆叠在一起，形成银屑病特有的隆起斑块。斑块顶部的灰色层是由尚未脱落的死亡角质形成细胞堆积而成的。

银屑病斑块的红斑是由于该病的促发性质所致。在受影响的皮肤区域，角质形成细胞分泌血管内皮生长因子（VEGF），促进新血管的生成，从而增加了该区域的血流量。这些新生血管导致银屑病斑块出现特有的红斑。

慢性银屑病可以通过正向趋化反馈回路来解释。在这个过程中，促炎性趋化因子如前面提到的

IL-17 和 TNF 刺激角质形成细胞合成更多的趋化剂，称为 CCL20。CCL20 吸引 T 淋巴细胞迁移到银屑病斑块上。一旦到达斑块，T 淋巴细胞被刺激产生更多的促炎性趋化因子。这一过程导致持续性的炎症，不断有 T 淋巴细胞被激活，分泌炎性趋化因子并维持炎症的状态。

如前所述，银屑病不只是一种皮肤病，还经常伴有其他炎症病变，如：银屑病关节炎和克罗恩病。迄今为止，银屑病关节炎是最常见的相关疾病之一，每 10 名银屑病求美者中约有 1 人受到影响。这通常表现为手部小关节的不对称末梢多关节病；然而，它也可能存在于脊柱、骶髂关节和阑尾骨骼的较大关节中。银屑病求美者常处于持续的促炎状态，从而增加了代谢综合征、心血管疾病和 2 型糖尿病的风险。同样需要注意的是，银屑病不仅对身体健康造成影响，而且对心理健康也有重大影响。任何慢性疾病都会增加个人患抑郁症等精神疾病的风险，银屑病也不例外。一些研究表明，通过治疗银屑病本身，可能会改善由银屑病引起的抑郁症求美者的情绪。

银屑病是一种无法彻底治愈的慢性疾病。因此，治疗其皮肤表现的主要方法通常是控制症状，而非治愈。对于局限性银屑病，通常采用外用药物治疗，首选是厚涂润肤剂。润肤剂可以缓解症状，并降低鳞屑的可见度。此外，润肤剂可以软化皮肤，促进其他外用药物的吸收。除了润肤剂外，常用的外用治疗方法还包括维生素 D_3 类似物，如：骨化三醇、煤焦油洗剂和外用皮质类固醇药物。外用皮质类固醇治疗银屑病的一个特殊缺点是：如果突然停止使用，许多求美者会出现反弹型银屑病。除了药物治疗外，阳光（或紫外线疗法）通常对银屑病求美者的症状有益。然而，我们不建议他们直接在没有适当皮肤保护措施的情况下暴露在阳光下。夏季时，许多求美者可能会发现斑块的可见度和瘙痒有所改善。然而，紫外线过度刺激也可能导致银屑病症状的出现，因此我们仍然建议求美者注意阳光的安全性，因为他们不仅面临患癌和光老化的风险，还可能引发银屑病症状。最后，需要记住的是，患有严重银屑病或其他相关自身免疫性疾病的求美者，如：银屑病关节炎或炎症性肠病的求美者，可能正在接受系统性免疫抑制药物治疗，因此，任何侵入性治疗都会增加感染的风险。

在对银屑病求美者进行美容治疗时，需要考虑一个关键因素，即 Köbner 现象。该现象指的是在皮肤受到创伤的部位会出现新的银屑病病灶。因此，医生必须告知银屑病求美者，避免在治疗部位进行创伤性治疗，如：注射肉毒毒素或皮肤填充剂，因为这可能导致他们在治疗部位出现新的银屑病病灶。如果求美者过去曾在割伤和擦伤部位出现过新的斑块，发生这种情况的概率会更大，因此，建议医生避免对有 Köbner 现象病史的求美者进行治疗。

痤疮

痤疮是一种常见的与青少年皮肤相关的皮肤状况。它是由毛囊皮脂腺单位引起的，包括毛发、毛囊、立毛肌和皮脂腺。痤疮几乎可以被认为是青春期的正常部分，几乎每 10 名青少年中就有 9 名受到其影响，其中半数的求美者持续患有皮肤病变，长期延续到成年。

虽然痤疮通常被误认为只是长了很多斑点，但实际上，它是一种复杂的疾病，包括异常角质化、激素水平改变、细菌生长和过敏性免疫反应。在青春期，雄激素水平迅速增加，从而导致表皮细胞更新和皮脂腺分泌增加。这两个因素的相互作用导致了微痤疮的形成，堵塞了毛细血管单元。在正常情况下，失去活性的角质细胞会从皮肤表面脱落；但是，由于皮脂具有黏性，会导致它们聚集在一起，并堵塞皮脂腺单位的开口，形成上述的微痤疮病变（**图 6.1**）。

尽管皮脂腺被阻塞，并且没有明确的排泄途径，但它仍在继续产生皮脂。这个过程可能是隐蔽的，皮脂腺单位在真皮层内逐渐增大，而求美者对此并不知情。一些细菌如痤疮丙酸杆菌进一步加剧了这一过程，它们以油性皮脂为食，产生促炎蛋白复合物 NF-κB，并通过激活 5- 脂氧合酶产生白三烯。当免疫细胞被吸引到受感染的毛囊皮脂腺单位，试图破坏细菌感染时，对痤疮假单胞杆菌的炎症反应会导致脓疱的形成。这些脓疱呈现为小的白色液体袋，通常周围有红斑反应，形成痤疮的特征性病变。如果受感染的毛囊皮脂腺内的压力过大，那么这些病变可能会自发暴发，感染也会自发排出。可悲的是，对于求美者来说，当感染深入真皮层时，由痤疮丙酸杆菌引起的局部炎症，可能会非常严重。这些更深的感染不仅更难治疗，而且可能导致永久性瘢痕。

　　痤疮的诊断通常是通过临床观察，由医生确定是否存在。痤疮几乎是我们每个人都熟悉的皮肤病；然而，在描述其外观时，它们通常被称为"白头"或"黑头"。实际上，这两种不同类型的痤疮在生理学上的本质是相同的，都是由于毛囊皮脂腺单元的微痤疮阻塞引起的。关键因素是微痤疮阻塞该单元的程度，决定了形成哪种类型的痤疮。当微痤疮在毛囊皮脂腺单位深处形成时，氧气无法到达死亡的角质形成细胞和皮脂的混合物，它们将保持白色，从而形成"白头"。然而，如果微痤疮导致远端阻塞，氧气就会到达死亡的角质形成细胞并氧化其中的黑色素。这种反应会导致黑色素变黑，形成"黑头"。

　　可悲的是，治疗痤疮可能需要长达 4 个月的时间才能看到明显的效果。治疗方案的选择取决于痤疮的严重程度。对于轻度痤疮求美者，通常会采用局部治疗，如：外用过氧化苯甲酰洗剂和外用抗生素，如：红霉素或克林霉素。如果这些局部治疗无效，或者求美者有中度痤疮，通常会建议在使用过氧化苯甲酰洗剂的同时口服抗生素，如：赖甲环素或土霉素，进行 16 周的治疗。女性求美者还可以通过口服避孕药以降低循环睾酮水平，从而减少皮脂的产生。对于严重痤疮病例，应由皮肤科医生进行治疗，考虑使用异维 A 酸，这是一种类似维生素 A 的药物，可以诱导皮脂腺凋亡。它通常是一种非常有效的药物，每 10 名求美者中就有 8 人在 20 周的治疗后报道痤疮病变消退。然而，由于异维 A 酸存在相当大的副作用，如：黏膜干燥、痤疮恶化、抑郁和精神病，因此只能由皮肤科医生开具。此外，异维 A 酸也是一种强效致畸剂，育龄女性在接受治疗时应始终采取适当的避孕措施。

　　有证据表明，肉毒毒素可能有助于减少痤疮中粉刺和脓疱的突出程度。这可能是由于皮脂腺内的毒蕈碱受体因乙酰胆碱分泌神经元的化学性去势而导致的。注射肉毒毒素后，皮肤注射部位周围的皮脂分泌减少，这种效果可持续长达 16 周。皮脂分泌的减少通常与痤疮特征，如：脓疱和粉刺的减少相关。然而，不建议在痤疮脓疱附近的区域进行皮肤填充治疗，因为这会增加感染风险，并增加将痤疮丙酸杆菌等细菌推入面部软组织深处的可能性。

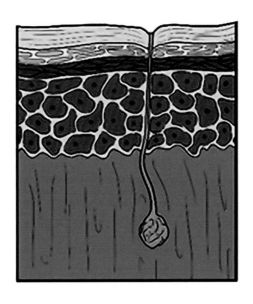

图 6.1　毛囊皮脂复合体

皮肤恶性肿瘤

皮肤癌（如：恶性黑色素瘤）是英国第五大常见恶性肿瘤，随着越来越多的人使用日光浴床和到阳光充足的地方旅行，皮肤癌的发病率预计在不久的将来会增加。与几乎所有癌症一样，早期发现和治疗与生存率的提高密切相关。作为一名美容整形医生，您可能是唯一一个对求美者进行专门皮肤病学科评估的人，能够识别出一些更常见的皮肤癌，让求美者得到快速和适当的治疗，这一点至关重要。如果您不确定求美者是否患有皮肤恶性肿瘤，强烈建议谨慎行事，并建议他们去看全科医生做进一步评估。作为一名美容整形医生，您不应该对这些求美者进行治疗，但对您可能遇到的所有求美者都不采取任何行动是完全不道德的。诊断恶性肿瘤的黄金标准是通过组织病理学检查进行组织诊断。正是由于这个原因，除非您受过专业的培训，并能够清晰地识别边缘，能安排适当的组织病理学、放射学和医学随访，否则在美容实践中去除任何痣或皮肤瑕疵是非常不可取的。

在本章中，我们将概述在评估求美者时需要注意的一些常见的癌前和恶性皮肤肿瘤。

癌前肿瘤：日光性角化病

日光性角化病是一种由基底层引起的癌前肿瘤，几乎只发生在受阳光损伤的皮肤上。在暴露于阳光下的部位（如：面部或耳轮）会出现棕红色斑块。求美者可能描述为发痒，尽管通常它们是无症状的。一些日光性角化病是由于表皮过度增生引起的，可能会呈现出"疣状外观"，随后被称为肥厚性日光性角化病。如果日光性角化病出现硬结、发炎或溃疡，那么这可能表明其正在转化为恶性鳞状细胞癌。这种转变很罕见，发生在不到千分之一的日光性角化病中；然而，这一点仍然不容忽视。大多数日光性角化病对求美者来说没有问题，不需要特殊治疗，其中 1/5 的求美者会自行消退。建议所有患有日光性角化病的求美者监测其皮肤，因为它们的存在表明慢性紫外线损伤，继而增加了皮肤癌形成的风险。

癌前肿瘤：鲍文病

与日光性角化病不同，鲍文病是一种恶性肿瘤，由整个表皮的发育异常引起。可能由于它们有更多的表皮层受累，所以更容易变成恶性肿瘤，其中高达 5% 的癌前肿瘤会转化为恶性鳞状细胞癌。与日光性角化病相似，决定鲍文病发展的关键因素之一是过度暴露在阳光下，这些病变通常出现在阳光照射区域。

鲍文病的特征性表现是边界清晰的红斑鳞状或疣状斑块，边缘平坦，与日光性角化病相似，任何结节或溃疡都提示有可能转变为鳞状细胞癌。由于这些病变的恶变率相对较高，强烈建议将求美者转诊给全科医生，以便进行进一步评估，包括皮肤活检。

恶性肿瘤：鳞状细胞癌

鳞状细胞癌（SCC）是第 2 种最常见的皮肤癌。约占皮肤癌总数的 1/5（不包括黑色素瘤）。典型的表现为角质化或溃疡性结节，边缘呈卷曲状，底部为肉芽肿。老年人和男性的发病率更高。他们的预后与转移的风险相关，这受肿瘤的位置和宿主的免疫状态影响，免疫功能低下的求美者更容易发展为SCC，并有更高的转移风险。有趣的是，SCC 在阳光暴露部位的转移风险相对较低，而在通常被覆盖的部位如脚底则具有更高的转移潜力。然而，这并不意味着我们应忽视阳光暴露部位 SCC 的潜在风险，因为这些病变仍然需要进行切除、进行组织学分级和放射学分期，以进行适当的治疗。

恶性肿瘤：基底细胞癌

基底细胞癌是最常见的皮肤癌。它们生长缓慢，具有局部侵袭性，但几乎不转移。基底细胞癌（BCC）最常见的发病求美者群是中年白种人。有 4 种主要的 BCC 类型，如**表 6.7** 所示：

表 6.7　基底细胞癌（BCC）亚型

描述	外观
结节性囊肿	最常见于面部或颈部，这些圆顶状丘疹具有"珍珠状"外观，并伴有毛细血管扩张。如果长时间不治疗，它们可能会溃烂，边缘卷曲。这些俗称为"啮齿类溃疡"
表层	这些 BCC 最常见于躯干，表现为鳞状红斑斑块
色素沉着	这些 BCC 含有大量黑色素，如果色素过多，可能会模仿恶性黑色素瘤。仔细检查这些病变是否有珍珠般的外观，这可能有助于区分这两种恶性肿瘤
形态	这些 BCC 是蜡质的硬结斑块，可能类似于瘢痕

与 SCC 一样，基底细胞癌的金标准治疗方法是切除并进行组织学分析。

恶性肿瘤：恶性黑色素瘤

恶性黑色素瘤通常在 50 岁以下的求美者中发生，男性更常见，是年轻人中最常见的恶性肿瘤之一。尽管恶性黑色素瘤是皮肤恶性肿瘤中最罕见的一种，但其预后最差，几乎占皮肤癌死亡人数的 3/4。

作为黑色素瘤的起源，恶性黑色素瘤是一种色素性病变，因此，任何看起来异常的痣都应引起怀疑。一个常用于评估潜在恶性黑色素瘤的简单工具是以下标准：

A. 对称的轮廓。

B. 边界不规则。

C. 颜色变化，病变内部可能出现多种颜色，如：黑色、棕色或粉红色。

D. 直径超过 6mm。

E. 痣的大小、形状或颜色发生变化。

F. 外观异常的痣——它看起来很奇怪。

看到前述的任何情况都应该引起对潜在的恶性黑色素瘤的怀疑，并需要由专家进行进一步评估。

与基底细胞癌一样，恶性黑色素瘤也有几个亚型，如**表 6.8** 所示：

表 6.8　恶性黑色素瘤的常见亚型

描述	外观
浅表扩散性黑色素瘤	最常见的亚型，表现为不规则、缓慢扩大、轻微隆起的色素沉着斑块。结节性可能意味着更深的侵袭
结节性黑色素瘤	这些黑色素瘤外观呈结节状，生长迅速，侵袭度深。它们可能是无色的，缺乏（但并非完全没有）色素
恶性雀斑痣黑色素瘤	这些黑色素瘤是由一种生长缓慢的原位黑色素瘤引起的，称为慢性恶性黑色素瘤，通常与慢性紫外线损伤有关。这些黑色素瘤最常见于面部，通常表现为结节性病变，表面边界扩散

恶性黑色素瘤与其他皮肤癌一样，需要进行紧急的专家评估。如果求美者发现了一个异常的痣，建议立即就诊全科医生，并安排必要的检查和治疗。及时的诊断和治疗是至关重要的，以减少转移性疾病的发生，因为求美者可能只有一次机会来治疗这种潜在的致命疾病。

身体畸形症

身体畸形症是一种精神疾病，其特点是求美者无法准确感知和接受自己的真实外貌。他们常常将大量时间花在对自己外貌的自我批评上，对细微之处挑剔苛求，即使这些缺陷在别人看来并不明显。求美者可能声称存在一些缺陷，但这些缺陷实际上可能并不存在，这与妄想状态相似。

身体畸形症对男性和女性都有影响，在青少年和年轻人中发病率更高。据估计，每1000人中大约有25人受到该疾病的影响。然而，它很可能像其他精神疾病一样被严重低估。因此，求美者可能对自己的病情不了解，并认为他们对自己身体外貌的反应是正常反应。

身体畸形症求美者可能表现出以下1个或多个征象：

• 花费大量时间担心自己的外貌。
• 花费大量时间担心别人如何看待他们的外貌。
• 在镜子里过度关注自己的外貌（甚至完全避开镜子）。
• 花费大量时间试图掩盖他们认为的外貌缺陷。

明确诊断需要更多的迹象和综合评估，前面的迹象显然不足以做出明确的诊断，因为前述迹象都可能是常见的现象。在某个时刻，每个人都可能会将自己与他人进行比较或担心自己的吸引力。要区别身体畸形障碍与正常外貌焦虑之间的差异。在身体畸形障碍中，个人对外貌的关注可能超过正常水平，变成一种痴迷，占据大量时间和思维。

在美容医学领域，每位求美者来找您是因为他们对自己的某个方面不满意并希望进行改变。作为医生，您需要对每位求美者进行仔细评估，以确定他们对生活的影响程度。在真正的身体畸形症中，求美者会被这些缺陷所困扰，可能每天花几小时来纠缠这些问题，并可能出现侵入性的消极想法。身体畸形症并不是简单的虚荣心，而是一种需要专业治疗的精神疾病。因此，在您决定同意求美者进行手术之前，了解他们进行过多少次手术以及对这些手术效果的满意程度是很重要的。在身体畸形症中，求美者可能会从不同的医生那里寻求多种类型的整形治疗，但很少会对结果感到满意。因为潜在的强迫症没有得到治疗。询问求美者关于他们日常花在考虑外貌和专注于感知身体缺陷上的时间，以及他们是否纠结于自己的外貌或他人对自己的看法。如果他们告诉您他们花了很多时间在这些方面，继续进行治疗可能不可取。如果您不具备治疗和随访这种情况所需的专业精神科医生技能，请礼貌地拒绝治疗，并建议他们去看精神科医生以解决这个问题。成功识别和治疗身体畸形症是一种拯救生命的干预措施，因为它可以降低自杀意念和自杀企图的概率。

第 7 章　沟通技巧

沟通是我们所有人与生俱来的能力。作为社会生物，人类需要通过有效的沟通来建立和发展与家人和朋友的紧密联系。我们与他人的初次交流始于婴儿时期，婴儿通过哭泣与他人交流，以获得所需的食物、关注和安慰。随着年龄的增长，我们的沟通策略逐渐成熟，从 2 个月大时对亲密的家庭成员微笑并寻求眼神交流，到 9 个月大时的咿呀学语，再到 1 岁后指着自己想要的物体和人。这些发展里程碑并不是一成不变的，因为每个婴儿都是独特的个体；然而，随着神经语言功能的发展，大多数孩子的发展模式与此相似。从 2 岁起，许多孩子就会构建简单的句子，随着年龄的增长，这些句子会变得越来越复杂。当进入学龄时，大部分孩子能够积极倾听、遵循指示、背诵信息，并与他人进行对话。在短短的 4 年时间里，我们从哭泣作为唯一的交流方式，变成了积极地用语言表达我们的梦想和愿望，这是一件非常令人欣喜的事情。

我们不仅仅局限于通过语言进行直接交流，肢体语言、书面文本和图片交流也在生活中发挥着不可或缺的作用。通过画画来展示对某些事物的兴趣，随着我们写作能力的提高，可以更多地使用文字来表达。写作使我们能够无限地与他人交流自己的想法，同时也能永久记录下我们在特定时刻的感受。书面文本是一种非常好的交流方式，因为它使我们通过信件、电子邮件和社交媒体与世界各地的人分享我们的想法和感受。

随着年龄的增长，我们的沟通技巧不断发展，我们学会遵守文化和社会规范，以及学习如何与更具挑战性的人相处。从儿童时期开始学习解决冲突，让我们终身都能够协商和化解尴尬的局面。然而，许多人都无法确定我们何时学会了如何做到这一切。通过回顾过去，我们可以回想起我们童年和青少年时期，我们的沟通能力无疑会随着年龄的成熟而改变。

有效沟通的能力是所有美容实践的核心，包括语言和非语言沟通，以及图片和文字沟通。在您进行的几乎所有咨询中，您都将给出美容方面的专家意见。要想以简单而委婉的方式解释复杂的想法，可能需要用图表来表达您的观点，以及解释可能很复杂的书面同意书。如果您无法帮助求美者理解您所建议的治疗方法（或者建议反对），那么求美者就无法给予知情同意，这可能会导致灾难性的后果。在本章中，我们将探讨有效沟通的重要性，以及关键的沟通技巧，以增加您的技能，使您能够安全和道德地从事美容整形工作。

肢体语言的重要性

肢体语言占人类所有交流的 90% 以上，主要由潜意识暗示组成，一个人可以通过肢体语言向他人表达自己的感受，而无须言语。通过一个简单的实验可以证明我们对肢体语言的敏感度，即在关掉声音的情况下观看电视节目。您可能会惊讶地发现，即使不听演员说什么，也能轻松理解他们的情绪。由于肢体语言主要是潜意识的，许多人在不知不觉中通过非语言暗示透露出他们是否喜欢与他人相处或交谈。学习如何在医疗咨询中管理好您的肢体语言对于与求美者建立良好的关系至关重要，而且这将建立更牢固的医患关系，并带来更好的治疗效果。

在咨询过程中，研究提醒我们，求美者不仅会仔细倾听医生所说的话，还会观察医生的肢体语言。一项观察性研究指出，求美者认为医生对他们的兴趣程度与眼神交流的程度相关。对于年轻且受过良好教育的求美者来说，缺乏眼神交流是非常令人烦恼的。进一步的研究显示，保持迷人的姿态和良好的眼神交流的医生更有可能获得求美者自愿提供的信息。这意味着，保持开放、良好的姿态和眼神交流不仅是礼貌，更有助于良好的医患沟通。可以从良好的眼神交流、点头和手势、积极的姿态和语调里获得信息，这些都提高了求美者的满意度和理解力，增强了对情绪困扰的认识，降低了诉讼率。

表7.1 列出了一些正面和负面肢体语言的例子：

表7.1　正面和负面肢体语言示例

正面肢体语言	负面肢体语言
• 在候诊室问候求美者	• 叫求美者来我们的办公室
• 与求美者握手	• 不站立或不握手
• 保持眼神交流	• 避免眼神交流
• 有一个中立或略带愉悦的面部表情（如：果咨询需要）	• 看起来严肃或严厉
• 坐直，微微向求美者倾斜	• 面无表情
• 开放的姿态	• 懒散或向后倚靠
• 求美者说话时点头	• 双臂或双腿交叉
• 说话时做手势	• 与求美者交谈时眼神茫然

在医疗咨询中，需要考虑的一个重要因素是如何管理分散求美者注意力的笔记。这涉及在求美者说话时做笔记或在咨询过程中查看笔记。求美者可能会误解您看笔记是对他们不感兴趣的表现。因此，在咨询中应该妥善处理这个问题。在听完求美者的开场白并记录病史之前，建议您有意避免看求美者的笔记。如果不小心看了，可以提醒您的求美者，您需要简要回顾或更新他们的笔记。这将帮助求美者了解您的思维过程，并让他们感到他们提供的信息是有价值的。尽量减少在求美者面前阅读笔记的次数，并在他们进入您的诊室之前了解他们的病史。当您写完笔记后，要告诉求美者您正在倾听，并恢复积极的非语言暗示。如果您在笔记上花费了很长时间，或者没有与求美者互动，而没有解释原因，求美者通常会认为您对他们不感兴趣，或者您不重视他们就诊的时间和存在。

尽管肢体语言是一种潜意识行为，但它仍然是我们可以通过练习并将其融入与他人互动中的技能。我们天生具备察觉虚伪行为的能力，比如假笑或"鳄鱼的眼泪"。求美者并非无知，如果我们对自己的言行产生怀疑，他们将察觉到并可能对医患关系造成不良影响。通过与朋友一起练习医学咨询（包括肢体语言），我们可以提高这些技能。确保他们给予真实的反馈，以便可以进一步发展我们的非语言沟通能力。

使用卡尔加里－剑桥模型进行有针对性的病史采集

准确地记录病史是美容实践的基本组成部分。如果您希望建立一个良好的实践档案，那么您需要保持简洁而真实的笔记，以供将来审计。拥有准确的求美者记录不仅是一项法律要求，而且对于后续治疗和审计也至关重要，以确保求美者满意并避免自身错误。初次记录病史可能会感到有些拙笨或不自然，您可能不习惯记录病史；但随着时间的推移和多次实践，这将成为您的第二天性。

卡尔加里－剑桥模型是由英国医学院教授开发的工具，它在您刚开始工作或不确定下一步应该询问什么时，可以作为一个很好的参考（**图7.1**）。随着时间的推移，您肯定会对其进行修改，以使其更符合您和求美者的需求，这是非常好的做法。

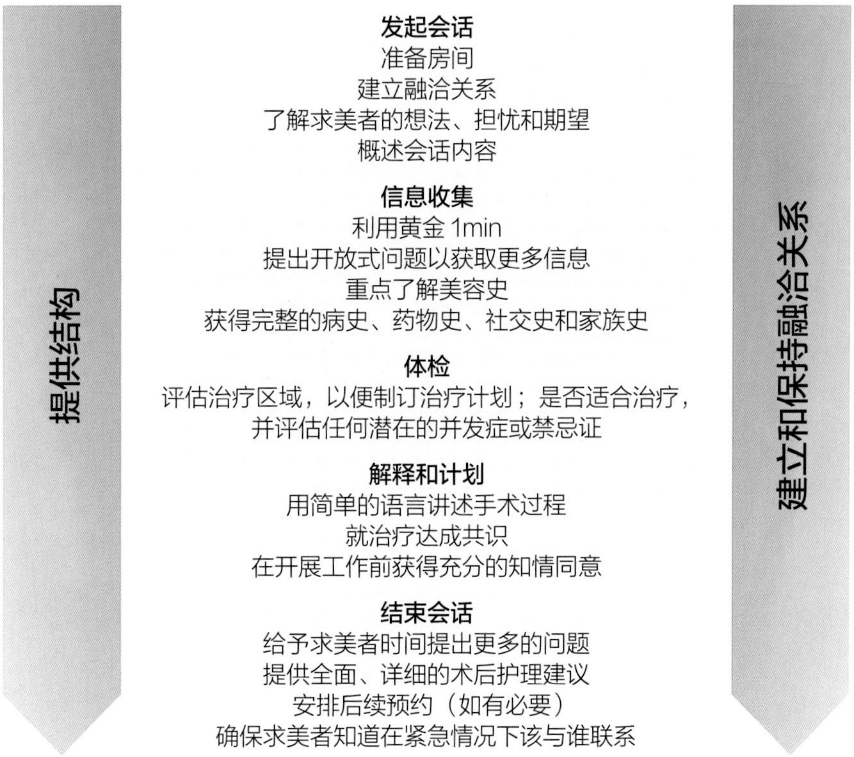

发起会话
准备房间
建立融洽关系
了解求美者的想法、担忧和期望
概述会话内容

信息收集
利用黄金 1min
提出开放式问题以获取更多信息
重点了解美容史
获得完整的病史、药物史、社交史和家族史

体检
评估治疗区域，以便制订治疗计划；是否适合治疗，
并评估任何潜在的并发症或禁忌证

解释和计划
用简单的语言讲述手术过程
就治疗达成共识
在开展工作前获得充分的知情同意

结束会话
给予求美者时间提出更多的问题
提供全面、详细的术后护理建议
安排后续预约（如有必要）
确保求美者知道在紧急情况下该与谁联系

提供结构

建立和保持融洽关系

图 7.1　卡尔加里 – 剑桥模型的美容实践

发起会话

当求美者首次进入您的诊室时，他们往往会感到紧张和害怕，尤其是对医疗美容初次接触的求美者。根据作者的经验，发现他们最害怕的是未知事物和针头。因此，在他们来到诊室时，试着让他们放松下来。花时间与他们闲聊，谈论旅行、天气、工作、宠物或其他感兴趣的话题。通过几分钟的交流，可以奇迹般地缓解他们最初的紧张感，使他们稍微平静下来，从而能够开始咨询，并帮助他们提供和保留相关信息，以便顺利进行下一步。

一旦求美者平静下来，您需要简要概述今天要讨论的内容。告诉他们您将记录他们的病史，并保证这些信息将保密。然后，概述将要讨论的步骤，以使求美者不会感到惊讶，并对咨询过程保持期望。

信息收集

首先，您需要向求美者提出一个开放性的问题，比如"您今天是怎么来的？"尽量在 1min 内保持沉默，不打断他们的发言。这个技巧被称为"黄金1min"，它非常有用，可以让求美者分享更多的信息，而不是每隔几秒钟就用我们的意见来打断他们。运用非语言表达，如：点头和微笑，以鼓励他们继续说话。如果求美者不太健谈，那么这种策略就不太奏效。如果求美者说了两句话，然后就保持沉默，那么静静地坐在一起直到结束是没有多大帮助的。

在咨询的初期，重要的问题包括了解求美者之前是否接受过治疗、治疗时间、治疗医生以及治疗效果如何。如果求美者在多个医生那里获得了不满意的治疗效果，您应该考虑到可能存在身体畸形症，并特别考虑美容治疗的绝对禁忌证。如果没有怀疑存在身体畸形症，那么在进行治疗之前，最好了解求美者最后一次治疗的时间和治疗医生。一个好的建议是，在上一次治疗后的 4 个月内不要进行皮肤填充，3 个月内不要进行肉毒毒素治疗（除非存在需要进一步治疗的并发症）。这样做不仅是为了让求美者适应他们的新外观，而且减少注射次数将减少感染、过度填充和瘢痕等并发症的风险。

一旦您对求美者的美容史有了初步了解，就应该花时间进行重点病史询问。特别要询问以下几个方面：

- 最近是否有皮肤感染，包括唇疱疹？
- 最近是否进行过牙科手术或有牙齿感染？
- 最近是否进行过口腔或面部手术？
- 最近是否有任何系统性疾病？
- 是否有任何免疫抑制性疾病，如：糖尿病或艾滋病病毒感染？
- 是否可能怀孕或正在哺乳期？

一旦您确认求美者没有治疗禁忌证，继续询问他们正在服用的药物（更多信息请参阅免疫调节药物部分）。详细了解他们可能存在的任何过敏史，包括是否对乳胶过敏，尤其是在使用乳胶手套时是否有过敏反应。如果您不确定您的产品是否含有某种特定的过敏原，那么建议在治疗之前与制造商联系，以确认是否存在过敏原。

社交史对于为求美者提供关于治疗持续时间的建议非常重要。吸烟、饮酒、剧烈运动和过度的紫外线照射可能会缩短治疗效果。需要告知求美者，让他们充分了解到，如果治疗效果只持续较短的时间，可能是由于他们的生活方式所致。同时，您还应询问他们的饮食习惯和锻炼计划。营养不良会导致皮肤质地下降，增加感染的风险。在询问求美者的锻炼计划时，要提醒他们在治疗期间避免剧烈运动，因为这可能会增加感染的风险，并且血管扩张可能会影响美容效果，特别是对于肉毒毒素治疗。您应该借此机会告诉求美者健康生活方式的好处，以减少医学和外在的衰老迹象。

最后请求美者简单介绍一下家族史。虽然大部分内容都无关紧要。如果求美者 101 岁的祖母患有骨关节炎，则不太会影响疗效或安全性。询问家族史的一个好方法是："您是否了解您的家族中是否有任何与您这个年龄段相关的疾病？"这是一个广泛筛查相关疾病的好方法。一旦询问到这一点，就要特别询问糖尿病、神经肌肉疾病和心理健康障碍，因为这些可能具有家族遗传性。最后，询问与求美者同住的人最近是否患有传染病，因为他们目前可能正处于感染的潜伏期，这可能对治疗不利。

体检

您不需要听诊求美者的胸部或检查他们的指甲是否有刺痛，但您需要仔细检查治疗区域。在征得求美者的许可后，戴上手套，仔细检查需要治疗的部位，评估是否存在感染、斑点或皮肤破损的迹象。如果求美者之前在该部位接受过皮肤填充剂治疗，请仔细检查是否存在肿块、肉芽肿、瘢痕或其他可能干扰美容效果或增加进一步并发症风险的因素。在评估治疗部位时，需要考虑是否能够达到预期的美容效果，并选择最佳的治疗方法。如果您确信无法提供求美者所期望的治疗或美容效果，彻底的检查将为您提供所需的信息，以便向求美者解释并决定是否继续治疗，确保符合求美者的最大利益。

在使用肉毒毒素进行治疗时，需要评估运动水平和潜在的肌肉体积，并检查皮肤的光泽度，这有可能反映过去的过度治疗情况。同时，应该检查动态纹和静态纹，因为静态纹在治疗后可能会减少，但不可能完全消失。

一旦您对治疗部位进行评估，就需要对整个面部进行评估，以便制订适合求美者的治疗计划。有时，求美者可能提出了特定的期望结果，但他们可能被误导，不知道什么样的治疗最适合他们。例如，在治疗口周纹时，有时填充唇部比仅仅减少皱纹更为理想。因此，需要从整体上审视面部，评估其特征，确定明显或微妙的问题，并了解治疗对整体外观的影响。

最后，在检查求美者时，需要检查大血管，因为在治疗过程中处理这些大血管可能会有挑战性。避免意外造成血管闭塞或将产品直接注射到血管中是关键。此外，花一些时间进行快速的淋巴结检查也是很有意义的，因为它们可能会提示潜在的病理情况，尽管不一定是明显的。

解释和计划

对于大多数普通人来说，美容领域可能是一个非常模糊的概念。很多人希望改善自己的外貌，但却不清楚如何实现这样的效果。在了解求美者病史并进行评估后，花时间用简单易懂的语言说明您的想法。如果需要提供一些技术信息，例如填充剂中交联度的高低，请耐心、清楚地解释特定产品的工作原理和您为什么建议使用它。不建议使用技术术语或医学术语，因为许多求美者可能不理解您正在说什么，并且可能会感到太尴尬而不愿进一步向您询问解释。如果求美者不理解您所说的内容，那么他们就无法做出知情同意，我们将在本章后面讨论这个问题。

在向求美者解释治疗方案时，一种很好的做法是让他们将手持镜子放在面前。首先，让求美者通过指向自己想要改变的面部部位，尽可能详细地进一步解释他们希望实现的目标。一旦他们这样做了，请他们看着自己，同时您指出您打算如何根据他们的要求进行治疗。展示您打算治疗的部位和您打算保留的部位，让求美者专注于镜子里的自己。这将使他们更深入地了解您的思维过程，而不是您试图用技术术语解释您打算做什么，以确保求美者真正理解并给出知情同意。完成此步骤后，在继续之前，请与求美者反复确认双方是否能达成一致，并为他们提供充足的时间来讨论他们可能出现的任何进一步的问题。

结束会话

结束会话后，您并没有真正结束治疗，只是准备开始治疗。然而，这可能是求美者在开始治疗前提出问题的最后机会。您可以询问求美者是否还有其他问题需要解答，或者是否有任何不清楚的地方。为了使谈话变得轻松一些，您可以让求美者知道他们可以随时提问，这样他们就不会感到拘束。您还可以询问求美者是否清楚您所解释的内容（即使您对解释很擅长），并鼓励他们对您提出的任何观点提出疑问。这样做可以让他们更有可能对他们认为不清楚的任何事情保持开放的态度。此外，这也给了求美者充分的机会了解和欣赏您的治疗方案，更重要的是，他们将能够做出适当的知情同意。

共同决策

任何的治疗方案都应该与求美者达成共识。求美者通常会有自己的期望和目标，他们清楚自己希望获得什么样的治疗效果。虽然许多求美者都会对他们所追求的治疗进行广泛的研究，并对此非常了解；然而，大多数求美者不会掌握医生在实践中获得的专业知识。因此，为了确保求美者参与到治疗方案的规划中，您需要通过教育和咨询来提高他们对治疗方法的理解。在咨询过程中对求美者进行教育，使他们与您处于同一理解水平，使他们成为决策过程中的积极伙伴。尽管有些求美者可能希望您采取家长式的立场，因为他们认为您是专家，但在美容整形这个主观领域，您需要努力确保任何治疗决策都是共同达成的共识。

在这个过程中，了解求美者对治疗的理解或他们所期望的结果是一个有用的起点。这样，您可以在适当的水平上向他们提供信息，而不是以居高临下的态度来"简化"传达信息，假设他们的美容方面知识水平与您相同。花时间探讨求美者对治疗的想法、担忧和期望，这样您就能获得有用的观点，从而构建您的治疗方案。

一旦您确定了求美者的知识水平，就可以引导他们表达治疗偏好和理想效果，并进行深入的讨论。花时间依次探讨每一个积极因素和消极因素（包括潜在风险）。鼓励求美者在讨论中提出问题，并花时间详细回答他们的问题。确保您全面回答尽可能多的问题，一种关键工具是询问他们对每种治疗方法的看法、关注点和期望。这将帮助您制订一个全面的解决方案，以解决他们的担忧。在讨论每种潜在的治疗方法后，花时间将讨论的内容总结为简明易懂的几句话。

尽管您的目标是赋予求美者权利，不希望他们在这个过程中感到孤独。作为美容治疗专家，您有权向他们提供建议，并认为某种特定的治疗会对他们有益。如果求美者拒绝接受最明智的治疗方案，而选择一个效果较差的方案，请以非对抗性的方式询问他们的理由。求美者选择较差的治疗方法可能有多种原因，如：费用，或者可能只是您没有足够详细地解释潜在的治疗策略。

一旦与求美者坦诚地讨论了不同的治疗方案，请询问他们哪种治疗方案最有利，以及原因。确定他们的偏好，并与他们一起决定这是否真的符合他们的最大利益。在这个过程中，您需要将求美者视为一个整体，包括他们的生活方式、文化信仰和背景。

最后，您需要确保您没有强迫求美者接受他们不想要的治疗结果。回顾一下你们所讨论的内容，并思考他们向您提出的问题，确保您已经充分详细地解决了这些问题。有时，您可能会发现在这个时候您和求美者仍然有分歧，这在求美者想要过度治疗的情况下并不罕见，因为您怀疑这是不安全的或不会带来成功的治疗效果。如果发生这种情况，请提供一份信息传单给求美者，鼓励他们和一个值得信赖的家人或朋友讨论，并约定几周后再次见面。这将给予他们足够的时间仔细考虑，以确保双方都同意并可以实现最佳的治疗效果。

如果您和求美者无法就一个合适的治疗计划达成一致，最好不要继续推进。美容治疗从来都不是必需的，永远不要强迫求美者接受他们不愿接受的治疗，或者不太可能给他们带来期望结果的治疗。相反，如果求美者迫切需要一种您从根本上认为对他们没有任何好处的治疗，那么可以随意拒绝治疗。每一次治疗都会给求美者带来一定程度的伤害与风险。因此，实施无效或不明智的治疗只会带来负面后果。

同意过程和蒙哥马利裁决

在对求美者进行任何手术时，获得知情同意是医务人员的道德义务和法律义务。2015 年，蒙哥马利裁决替代了博拉姆测试，成为英国在医疗过失关于同意方面的基准案例。该裁决适用于保障医疗服务提供者"合理谨慎地确保求美者了解任何治疗中存在的重要风险，以及任何合理的替代或变体治疗方式"。重要风险是指"一个合理的人在求美者的角度上可能会重视这种风险，或医生应该合理地意识到特定求美者可能会重视这种风险"。

在实践中，有很多道德和法律原因表明，在对求美者进行任何干预之前，必须获得知情同意。在英国法律中，如果在未经求美者明确同意的情况下以任何方式触摸求美者，将被视为犯下殴打罪。从道德上讲，在求美者不了解建议的确切原因的情况下，对求美者进行检查或治疗是不正确的，因为求美者可能根本不希望您这样做。

获得知情同意的第一步是确定求美者是否有能力为自己做决定。能力评估包括以下 4 个部分：

- 理解提供的信息。
- 使用并权衡这些信息。
- 保留这些信息。

• 表达决定。

如果求美者不能做到以上几点，则认为他们缺乏决策能力，因此不能自主同意接受治疗。需要注意的是，决策能力评估仅在进行时有效，因为一个人的能力可能会在之后改变。常见可逆因素为酒精或药物中毒、感染和糖尿病求美者的低血糖，可能暂时影响其决策能力。如果怀疑求美者理解能力不足，那么即使他们已经给予书面同意，也不应进行治疗。在做出糟糕的决定之前，应提供警告。仅仅因为某人做出了不明智的决定，并不意味着他们缺乏决策能力；然而，如果求美者坚持不明智的治疗方案，那么仍然建议不要对他们进行治疗。

一旦您确定求美者具备决策能力，那么您就有责任向他们提供他们所需的所有相关信息，以便他们做出知情决策。首先了解他们对所需治疗的了解程度，然后用通俗易懂的语言补充他们的知识，确保他们了解治疗的可能结果、任何可行的替代方案，以及如果您什么都不做会发生什么。因此，您可以让他们理解您所讨论的内容，您可以要求他们重复要点，以弄清他们是否完全理解。询问他们是否有任何问题或任何他们想更详细地讨论的内容。鼓励他们分享对治疗的想法、担忧和期望，以便您在开始治疗前逐一解决每个问题。

风险可以分为 2 个不同的方面：风险发生的可能性和风险的严重性。在解释风险发生的可能性时，避免使用百分比，而是使用绝对数字，因为研究表明，这更容易让求美者理解和记住。使用相关的数字来说明风险，例如 "每 100 个接受这种手术的人中有 1 个可能会经历……"，这样求美者就能想象出发生不良事件的可能性。永远不要轻视风险，因为有些人可能认为 1% 的风险相对较低，而另一些人可能认为它太高了。风险的严重性与并发症发生的概率同样重要。以真皮填充治疗为例，失明或栓塞导致中风的风险可能性很小，但是这些事件的潜在发病率和死亡率却相当高。这就是为什么必须告知求美者所有严重的并发症，以便他们能够真正做出知情的决定，就美容整形方面而言，不理想的效果可以说是您可能面临的最常见的风险。尽管糟糕的美容效果不太可能导致求美者死亡或永久致残，但仍可能对求美者的心理产生严重的负面影响。一定要让求美者知道，如果您无法创造求美者想要的外貌，或者可能误解了他们的期望，就会获得不理想的治疗效果。

在进行任何美容治疗之前，书面同意是必不可少的。良好的做法是向求美者提供一份知情同意书，概述治疗的潜在益处和风险，以便他们在同意继续治疗之前阅读并回顾你们的讨论。这份知情同意书应概述治疗的相关信息，并给予求美者足够的时间阅读和消化。为了进一步增加求美者提供全面、知情同意治疗的机会，可以在治疗日期前几周向他们发送一份知情同意书副本。这样，求美者就可以在空闲时仔细阅读，并在治疗前研究任何相关问题。永远不要接受预先签署的知情同意书，也不要认为求美者有时间阅读。相反，应将知情同意书作为讨论的重点，在个人同意之前进行。

解决冲突

有时您可能会犯错误，或者让求美者对您的治疗效果不满意。您收到的任何抱怨都会让您产生强烈的情绪。但是，您需要找出求美者不满意的确切原因，然后就如何最好地克服这种情况制订一个共同的计划。

如果您遇到投诉，最重要的一步是向求美者道歉。道歉并不等于承认有错误，也不意味着您同意投诉的性质。道歉的本质是表示您有同情求美者的能力，即他们对自己的治疗效果不满意。通过道歉，表明您能理解求美者的观点，这是降低潜在冲突的重要一步。

如果有机会的话强烈建议邀请求美者到您的诊所。肢体语言和语言的细微差别在表达情感反应时很重要，而情感反应只有在面对面的讨论中才能真正实现。另一个重要的方面是，亲自去看求美者，您可以很容易纠正他们的不满（如：嘴唇不对称）。您应该尽快见到求美者的另一个原因是，他们可能有潜在的危险并发症，需要紧急医疗护理。从道德的角度来看，强烈建议为求美者提供免费的并发症检查和治疗，因为向求美者收取您对他们造成的并发症的费用是完全不道德的。

当见面讨论时，花点时间询问求美者发生了什么事情，以及这件事情如何让他们感到困扰。了解他们对治疗的看法、担忧和期望是很重要的。试着从开放式问题开始讨论，比如"您对您的治疗不满意的方面是什么？"给他们时间表达他们不满意的地方和他们最初的期望。投诉可能只是在同意过程中没有得到适当解释的预期结果，如通过皮肤填充剂丰唇后出现的肿胀。如果这是一种公认的并发症，那么再次向求美者道歉，并提供矫正的策略。在向求美者提供所有可用信息后，让他们就下一步采用何种策略做出明智的决定。永远不要试图简单地安抚求美者，因为他们对此并不感兴趣，并可能进一步激化矛盾，无论真实的还是感知方面的。如果您受过充分的训练并具备这样做的条件，那么就主动提出治疗并发症。然而，要注意，有些人可能不希望由导致并发症的医生再次给他们进行治疗。如果是这种情况，作为紧急情况，向他们提供公正的第二意见。

当您收到严重的投诉时，请征得求美者的同意，与值得信赖的资深医生进行讨论，以了解发生的情况。如果求美者同意，可以向资深医生展示您的匿名咨询记录以及术前和术后照片，以获得对所发生事情的公正意见。通常明智的做法是建议邀请他们参加与求美者的会诊，作为第二意见和医学法律意见，以便在当天为事件采取适当的保护措施。

如果求美者拒绝与您见面，请尝试了解其原因，避免浪费时间或尴尬。如果求美者希望咨询其他医生，应给予他们这个机会。如果无法满足需求，那么尽可能通过其他方式与其沟通。

如果您已尽了最大努力，但仍无法解决与求美者之间的冲突，那么建议致电给您的管理机构和医疗法律团队寻求建议。他们能够立即为您提供进一步的帮助和支持，并在面临法律问题时提供相应的指导。

拒绝治疗

拒绝给求美者提供治疗是一种难以处理的情况，而且妥善地处理这种情况需要长时间的技巧积累。求美者通常会带着一定的治疗期望来就诊，其中许多人已经期待了数月。因此，您需要以温和的方式提出这个敏感的话题，并提供充分的理由拒绝继续治疗。缺乏证据会让您的决定看起来像是一个主观意见，而不是基于证据和求美者的最佳利益，因此，您应该确保您掌握最新的文献资料，以确保您能以高标准来指导求美者。

不治疗原因可分为绝对禁忌证和相对禁忌证（**表7.2**、**表7.3**）。在实践中，相对禁忌证会给您带来更多的麻烦，因为它们通常很难向求美者解释。

当求美者走进您的诊室时，医生通常不会立即做出不治疗的决定，而是在记录完整病史并进行身体评估后做出决策。如果求美者告诉您有绝对禁忌证，如：活动性肺结核，或者您观察到一个巨大的面部脓肿，那么通常很容易敏感地告诉他们治疗不符合他们的最大利益，因为这可能会对他们的健康产生负面影响。大多数人听到这些都是可以理解的，因为他们不太可能愿意冒着生命危险去做一个可以推迟的整形手术。

相对禁忌证的解释对求美者来说可能较为困难，因此需要以非常敏感的方式提出。首先，要确切地了解求美者到底接受了哪些治疗，为什么他们需要做这种特殊的治疗，以及他们所追求的整体美容效果是什么。虽然这种方法会显得有些突兀，但它将帮助您收集更多关于求美者对治疗的看法和期望的信息。相对禁忌证对于进行任何治疗的医生来说都是主观的，不幸的是，它们是一个"灰色地带"，没有绝对的对和错。请记住，您有责任照顾求美者，这在实践中可能是唯一明智和可接受的方法。

表 7.2　皮肤填充剂治疗的绝对禁忌证和相对禁忌证

绝对禁忌证	相对禁忌证
• 既往注射过敏反应	• 免疫抑制（如：器官移植求美者）
• 注射部位活动性感染	• 皮肤填充剂不太可能达到预期效果，可能直接导致美容效果不佳
• 注射部位局部活动性感染（如：牙脓肿、丰唇）	• 最近使用阿司匹林 / 非甾体抗炎药
• 活动性全身感染（如：尿路感染）	• 自身免疫性疾病，如：系统性红斑狼疮或桥本甲状腺炎
• 身体畸形	• 最近做过局部面部穿刺或牙齿手术
• 凝血功能障碍 / 抗凝血药物治疗	• 增生性瘢痕
• 求美者未满 18 周岁	

表 7.3　肉毒毒素治疗的绝对禁忌证和相对禁忌证

绝对禁忌证	相对禁忌证
• 既往有肉毒毒素过敏史	• 求美者目前正在服用以下任何一种药物：
• 既往有白蛋白过敏史	• 氨基糖苷类
• 注射部位活动性感染	• 青霉胺
• 注射部位局部活动性感染（如：牙齿细菌性结膜炎及眼轮匝肌注射）	• 奎宁
• 活动性全身感染（如：尿路感染）	• 氯喹
• 重症肌无力	• 羟基氯喹
• 运动神经元疾病	• 钙通道阻滞剂
• 肌无力综合征	• 阿司匹林 / 非甾体抗炎药
• 怀孕 / 哺乳期	• 类固醇
• 身体畸形	• 成功率很低
• 凝血功能障碍 / 抗凝血药物治疗	• 最近局部面部穿刺
• 求美者未满 18 周岁	

一旦您确定了求美者的理解水平，就需要花点时间仔细向他们解释为什么您认为治疗不符合他们的最佳利益。例如，一个有静态纹的求美者可能相信肉毒毒素治疗可以消除皱纹并恢复年轻的外貌。作为一名经验丰富的从业者，您很清楚事实并非如此；然而，求美者可能不了解这一点。用科学术语欺骗他们是不明智的，所以用通俗易懂的话解释为什么这种特殊的治疗方法对他们无效。在这一过程中，提供可行的替代方案（如果有的话）通常是有帮助的，因为求美者可能不知道有更适合他们的治疗方法。

第8章　肉毒毒素简介

虽然肉毒毒素在正确操作下可以作为有效的治疗方法用于动态纹的治疗和预防静态纹的形成，但其制备和注射背后的科学原理却相当复杂。了解肉毒毒素如何有针对性地麻痹肌肉，将使您能够以安全和熟练的方式使用这种高效神经毒素，使求美者受益。

运动的解剖学和生理学机制

运动是一种我们通常认为理所当然的简单而普遍的活动，但很少考虑到即使是最简单的运动功能也涉及复杂的解剖学和生理学机制。在本章中，我们将讨论肉毒毒素如何通过抑制运动来实现理想的美容效果。然而，在我们安全使用这种药物之前，了解其在美容中的作用是至关重要的。

神经细胞

神经元由细胞体、树突和轴突组成。它们的基本功能是将电信号或神经脉冲从身体的一个部位传递到另一个部位。神经元可以以令人难以置信的速度在细胞之间传递信息，这是因为电信号传输速度很快。神经元细胞体是维持神经细胞存活的重要部分，包含细胞核、高尔基体和线粒体。树突是附着在细胞体上的结构，用于接收神经脉冲。一旦接收到脉冲，细胞体就可以决定传输、传播或消除脉冲，而决定关键因素之一是信号本身的强度。

轴突是细胞体延伸出来的一个长管状结构。细胞体的附着点被称为轴突丘，通常在这个点上产生动作电位，即神经元极化的变化，以实现信号传播。轴突被髓鞘包围，髓鞘用于隔离轴突并减少电信号损失，类似于家中的电缆。神经脉冲不通过轴突，而是沿着髓鞘的外部跳过被称为 Ranvier 节点的区域。轴突的末端是轴突终端，这是一个特殊的结构，类似于手指状突起，与另一个神经元或效应细胞（如：肌肉）非常接近，但不直接接触（**图 8.1**）。

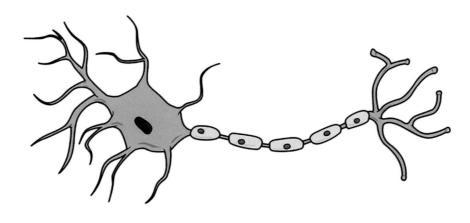

图 8.1　神经元的示意图

神经元与另一个细胞相互作用的点被称为突触。它由轴突末端和下一个细胞（如：另一个神经元的树突）之间的间隙组成。突触可以分为突触前和突触后2个区域，其中突触前末端负责传导电信号，而突触后末端则负责接收这些信号。根据其传递方式，突触主要分为电突触和化学突触两种类型（图8.2）。

在神经系统中存在着50多种不同的神经递质，其中一些作用很快速，如：谷氨酸和 γ-氨基丁酸，而另一些则作用较慢，如：生长激素。由于神经生理学不是本书的重点，我们不会过多地讨论作用较慢的神经递质；但是，需要对快速作用的递质有一个了解，可在表8.1中查看相关信息。

在列出的神经递质中，我们对乙酰胆碱最感兴趣，因为肉毒毒素是通过抑制其从神经肌肉连接处的轴突末端释放而发挥作用的。

乙酰胆碱被整个大脑的神经元利用，如：在运动皮层和支配骨骼肌的运动神经元中。它具有普遍的兴奋作用；然而，它有时对周围副交感神经末梢具有抑制作用，如：通过迷走神经诱发心动过缓。同样需要注意的是，乙酰胆碱也是从许多交感神经元中释放出来的，因此，这就是为什么肉毒毒素也可用于治疗多汗症的原因，因为多汗是交感神经反应的一种表现。

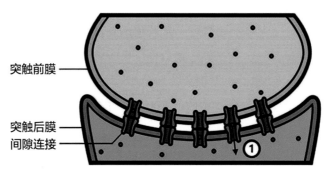

① 离子通过细胞间隙连接通道流动

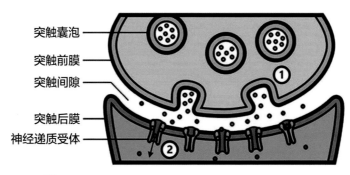

① 神经递质释放

② 离子通过开放的突触后通道流动

图 8.2　电突触和化学突触

表 8.1　小分子、快速作用的神经递质

神经递质类别	例子
Ⅰ类	乙酰胆碱
Ⅱ类（胺类）	去甲肾上腺素
	肾上腺素
	多巴胺
	血清素
	组胺
Ⅲ类（氨基酸）	γ-氨基丁酸（GABA）
	甘氨酸
	谷氨酸盐
	天冬氨酸
Ⅳ类	一氧化氮

运动解剖学

所有的意识运动都始于大脑的一个特殊区域，即中央前回（**图 8.3**），也就是俗称的运动带。中央前回位于额叶后部，通过中央沟与初级体感皮层（中央后回）分开。

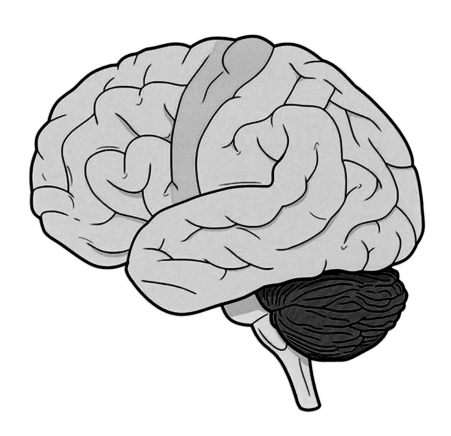

图 8.3　中央前回

无论我们试图发起哪种运动，都是从中央前回开始的。中央前回内存在一种被称为贝茨细胞的神经元，它们具有穿过大脑白质的长轴突。这些贝茨细胞逐渐靠近彼此，最终形成内囊后肢的一部分，这些纤维中的一些会传递到大脑的另一侧，与颅神经的运动核形成突触。这些突触可以在中脑、脑桥和延髓内找到。与颅神经不形成突触的初级运动神经元将继续向下移至延髓，其中大多数将穿过中线到达对侧。这就是我们所称的锥体交叉现象。

一旦初级运动神经元从延髓下方离开，它们就形成皮质脊髓前束和后束（**图 8.4**）。这些束起源于大脑皮层，穿过脊髓，直到它们与负责躯干和肢体运动的下级运动神经元发生突触。皮质脊髓前束由初级运动神经元组成，它们在延髓中不发生交叉，随后在其支配的水平上穿过脊髓中线。这些神经束负责控制躯干肌肉的运动。外侧皮质脊髓束占脊髓内运动神经元的90%以上。与皮质脊髓前束不同的是，这些束在延髓内发生交叉，而不是在脊髓内。由于这种交叉，它们从大脑半球支配身体的对侧，并发起特定的运动。外侧皮质脊髓束负责控制四肢和手指的运动。皮质脊髓前束和外侧束均通过脊髓前角与下层运动神经元发生突触。

肉毒毒素的药理学机制

肉毒毒素是一种蛋白水解酶，其机制是通过抑制神经肌肉连接处的乙酰胆碱神经元的释放。肉毒毒素与神经元细胞膜结合，形成囊泡，并通过细胞膜内吞作用被细胞膜吸收。当囊泡穿过细胞膜时，内容物会发生酸化，导致囊泡在细胞内进一步迁移。一旦肉毒毒素进入分泌乙酰胆碱的神经元的细胞质内，它就会破坏可溶性 NSF 附着蛋白受体，也就是所谓的 SNARE 蛋白。这些蛋白质在囊泡及其内含物从突触前膜到突触前间隙的释放过程中起关键作用。通过不可逆地抑制乙酰胆碱的释放作用，肉毒毒素阻止受影响区域的神经元在肌肉末梢启动运动。在美容领域，这可以防止肌肉运动和皱纹的形成。

使用肉毒毒素治疗可在神经肌肉连接水平上引起可逆的化学性去神经作用。这是通过 2 种不同的方式实现的。首先新的非侧支轴突在受影响的神经元上生长，然后在受影响神经末梢形成一个新的、功能齐全的神经肌肉连接点，取代原来的运动末板。这个过程从开始到结束大约需要 12 周，这反映了求美者在接受肉毒毒素治疗时所经历的麻痹效果的推荐持续时间。

肉毒毒素以肌内注射的方式给药，按照推荐剂量，可以距注射部位约 1cm 的半径范围内扩散。如前所述，肉毒毒素会导致注射部位发生部分化学去神经作用，从而导致暂时性肌肉麻痹。有报道称，在远离肉毒毒素注射部位的地方出现了亚临床弱点或肌肉震颤，这表明肉毒毒素可能通过神经轴突或血液传播。这些症状与剂量无关，可能发生在单次治疗后；然而，文献只描述了针对脑瘫等疾病治疗所使用的医疗级别肉毒毒素。肉毒毒素被认为在治疗后的几周到几个月内通过肝脏排泄，没有证据表明它会在组织内积累。

肉毒毒素治疗的禁忌证

在正确的操作和正确的求美者选择下，肉毒毒素可以作为预防静态纹形成的有效治疗方法。然而，由于存在严重的潜在副作用风险，这种药物对许多求美者来说是不安全的。每当您同意求美者接受肉毒毒素治疗之前，您应该对他们进行潜在的禁忌证筛查，以最大限度地减少对他们造成伤害的概率（**表 8.2**）。

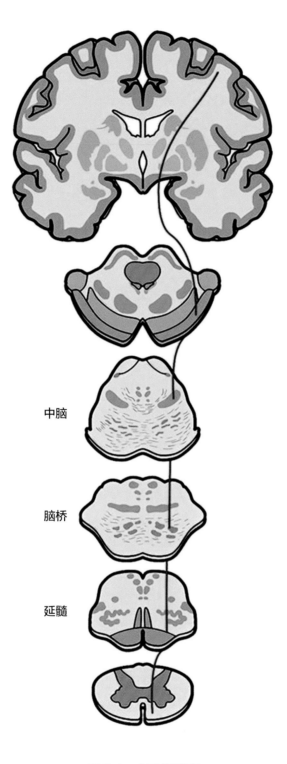

图 8.4　皮质脊髓束

表 8.2　肉毒毒素治疗禁忌证

绝对禁忌证	相对禁忌证
• 既往有肉毒毒素过敏史	• 求美者正在服用以下任何一种药物：
• 既往有白蛋白过敏史	• 氨基糖苷类
• 注射部位活动性感染	• 青霉胺
• 注射部位局部活动性感染（如：牙齿细菌性结膜炎和眼轮匝肌注射）	• 奎宁
	• 氯喹
• 活动性全身感染（如：尿路感染）	• 羟氯喹
• 重症肌无力	• 钙通道抑制剂
• 运动神经元疾病	• 阿司匹林
• 肌无力综合征	• 非甾体抗炎药
• 怀孕 / 哺乳期	• 类固醇
• 身体畸形	• 肉毒毒素不可能达到预期效果 / 可能会造成不良的外观效果
• 凝血功能障碍 / 抗凝血药物治疗	
• 求美者未满 18 周岁	• 最近的局部面部穿刺

每当您在注射肉毒毒素之前询问病史时，要确保您明确询问了所有提到的禁忌证。尽管其中一些禁忌证只是相对禁忌证，但最佳实践表明，完全避免治疗这些求美者是最安全的，因为治疗的风险可能大于益处。

关于使用肉毒毒素治疗的一个关键问题是：求美者可能尚未被正式诊断为禁忌证。如果求美者年龄小于 18 周岁，或者正在服用阻止肉毒毒素治疗的药物，这些情况通常在初次医学咨询中容易被发现。然而，一些潜在的病情可能在咨询时对您或求美者不明显。因此，应询问以下症状，这些症状可能表明存在潜在的神经肌肉疾病。

如果您看到求美者出现**表 8.3** 中的任何症状，则强烈建议不要在美容整形诊所进行治疗，并建议他们去看全科医生。在美容整形诊所进行诊断是不可取的。然而，他们可能需要神经科医生进行进一步评估，以便更加了解他们的症状。

表 8.3　常见神经肌肉疾病的症状

疾病	常见症状
重症肌无力（MG）	特定肌肉群的肌无力，疲劳时会更严重，休息后会缓解 主要发生于 40 岁以下的女性和 60 岁以上的男性，常见症状包括以下几种： • 下垂的眼睑 • 双重视觉 • 咀嚼和吞咽困难 • 说话困难 / 声音嘶哑或安静 • 行走困难 • 疲劳 需要注意的是，在 MG 中，腿部通常比手臂受到的影响更严重
运动神经元疾病（MND）	对大量类似情况的总称 通常是缓慢发作的肌无力 可能在儿童时期或以后的生活中出现 描述了 3 种主要模式： • 不对称的远端无力 • 对称的肌无力 • 对称、局灶性、中线肌无力 感觉丧失不是 MND 的常见症状 可能有相关的家族史 其他相关症状包括： • 疲劳 • 肌肉萎缩 • 咀嚼和吞咽困难 • 笨拙或步态改变
肌无力综合征	通常发生在 40 岁以上的求美者中 常见症状包括以下几种： • 主要是近端肌无力，可以通过运动缓解 • 高温加剧了身体虚弱 • 自主神经系统功能障碍：口干 / 便秘 / 视力模糊 / 出汗减少 / 直立性低血压 • 吞咽困难 • 眼部肌无力不常见

第 9 章 肉毒毒素的注射实用技巧

一旦您对肉毒毒素治疗的相关解剖学、生理学和药理学理论有了扎实的理解，您就能够安全地对动态纹进行治疗。在本章中，我们将讨论如何使用肉毒毒素治疗 3 个最常见的区域：额肌、眉间复合体和眼轮匝肌。

肉毒毒素的溶解

在注射肉毒毒素之前，应将其溶解在盐水中。无论无菌盐水还是普通盐水都可用于溶解。然而，求美者经常反映说，与生理盐水相比，用无菌盐水溶解的肉毒毒素注射时疼痛感更轻，耐受性更强。需要注意的是，不应使用注射用水来稀释肉毒毒素，因为它不仅使求美者更痛苦，而且还增加皮肤组织坏死的风险。溶解肉毒毒素后，在给求美者注射之前，轻轻地旋转小瓶中的液体，以确保它们充分溶解。您选择的肉毒毒素品牌将会提供用于溶解生理盐水的量。一旦溶解，建议将其冷藏，并在 4h 内使用；然而，一些研究表明，溶解后的肉毒毒素在 2~8℃冷藏条件下有效性可保持长达 6 周。

无菌非接触技术

在卫生保健领域，无菌操作有 2 种形式：手术无菌和医疗无菌。这 2 种策略的关键区别在于，手术无菌操作的目的是将微生物从一个区域（如：手术室）中清除出去，而医疗无菌操作的重点是尽量减少微生物的数量和防止其传播。手术无菌操作本质上是一种无菌技术，它利用了层流技术等方法应用在骨科手术中。在指定的手术室之外建立或保持无菌状态是不现实的，因此大多数临床美容手术都是在医疗无菌状态下进行的。

在临床实践中，最常见的医疗无菌技术是无菌非接触技术（ASNTT），其重点是防止微生物从医生或求美者到达关键部位，例如，防止您手上的任何细菌在不经意间被引入求美者体内。ASNTT 有几个基本的关键概念，如：关键部件、关键部位和无菌区域。

关键部件是设备中必须保持无菌并避免微生物污染的部件，如：针头、针头和注射器的连接部分，以及用于溶解的肉毒毒素和盐水瓶中的内容物。在美容整形手术中，关键部位是处理过的皮肤区域，在这里建立无菌环境将进一步减少细菌感染的概率。无菌区域可以通过对特定区域进行消毒，并用无菌覆盖物覆盖周围的皮肤，只允许待处理区域暴露出来。除非绝对必要，否则最好避免接触该区域。在美容领域，您可能需要将手指放在关键区域附近，以固定皮肤或进行治疗。因此，建议您在触摸或操作关键区域时最好使用无菌手套。口腔是一个很难保持无菌的区域，尽管您尽了最大努力，但口腔中寄居着数以百万计的细菌，而且几乎无法阻止这些细菌迁移到治疗区域，例如进行丰唇术时。然而，无论如何，保持无菌状态是至关重要的。

无菌非接触技术（ASNTT）的第 1 步是用温水和肥皂进行彻底的洗手，按照世界卫生组织建议的七步洗手法。一旦您洗完手，除了无菌纸巾和无菌手套，您不能接触其他任何东西。一旦您戴上了无菌手套，在它们被取下之前，只有接触其他无菌设备时才能保持无菌状态。

正确的七步洗手法如下：

（1）用温水湿润双手，将一块约 27.3mm 大小的肥皂放在手掌心，然后搓揉双手的手掌。

（2）交叉揉搓双手的背面。

（3）十指交叉，掌心相对，搓揉手指间的空隙。

（4）手指交叉，用另一只手的手掌摩擦两只手的手背。

（5）分别清洁双手的拇指和每个手指。

（6）用另一只手的手指尖摩擦手掌。

（7）扣紧手腕，清洁手腕和前臂。

洗手后，用无菌纸巾轻轻擦干，因为用力擦会使皮肤角质脱落，暴露出异物和微生物，然后对该区域进行消毒。

洗手后，您可以按照 ASNTT 的以下步骤进行操作：

• 使用消毒液擦拭或喷洒工作台面，然后使用无菌纸巾擦拭。

• 打开创口包装，仅触摸角落，确保中央部分保持无菌。

• 打开包装，将基本设备放入您新创建的无菌区。

• 再次洗手，戴上无菌手套，使用消毒棉签清洁求美者的关键部位。

• 使用无菌布覆盖关键区域。

• 再次洗手并戴上无菌手套。

• 在进行治疗时，注意尽量减少与关键部位的接触。

完成治疗后，根据需要将所有使用过的设备放在锐器箱或医疗废物箱中。使用消毒湿巾或喷雾清洁工作区域台面，并再次洗手。

肉毒毒素注射的皮肤准备

在治疗前，请确保对待治疗的区域进行适当的消毒。通常使用酒精棉签进行消毒就足够了，但需要注意可能引起皮肤刺激或干燥的问题。在清洁之前，确保所有的化妆品都已从该区域清除。不要擦洗该区域，而是以坚定的单向连续运动方式进行清洁。使用棉签后，请将其作为医疗废物处理。当您准备好了这个区域后，让皮肤风干大约 1min，然后开始注射。虽然注射前进行消毒是必要的，但尽量减少与皮肤的接触，以最大限度地降低感染风险。在手术过程中，只使用无菌手套，以进一步降低引入感染的风险。

肉毒毒素的注射

肉毒毒素是一种肌肉注射。因此，如果不能将其注射到肌肉中，就不可能获得理想的美容效果。与大多数肌肉注射类似，应以 90° 的角度将注射针头刺入皮下组织（**图 9.1**）。随着对注射经验的增加，您将更加熟悉在表皮、真皮、皮下组织和肌肉层注射时的感觉。在推进针头时需要小心，因为如果刺入层次过深，可能会刺到骨膜，这将给求美者带来剧痛。

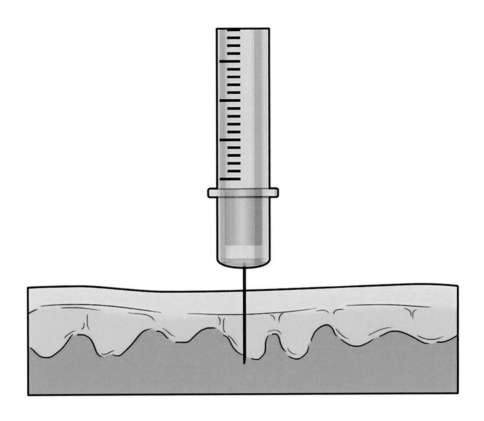

图 9.1　注射肉毒毒素时正确的针头刺入角度

在肉毒毒素注射过程中，多种因素会导致疼痛，但可以通过良好的注射技术和适当的设备将其最小化。如前所述，使用无菌盐水溶解肉毒毒素可以使注射更加耐受。另一个潜在的疼痛原因是针头的口径，因此应选择直径最小的针头（尽量避免使用大于 26G 的针头），以减少不适感。最后，需要考虑的是注射时组织水肿引起的疼痛。尽管注射一定量的液体是治疗所必需的，但缓慢注射到正确的层次会减轻求美者的不适感。为了减少与组织拉伸和疼痛相关的问题，应尽量使用所需的最小量来获得所期望达到的美容效果。同时，由于在注射溶液时会增加流体静压力，需要谨慎控制注射速度。

额肌

额肌是一块宽大的肌肉，沿着额头的前部延伸。额肌是眉毛的主要提升器，也是产生抬头纹的主要区域，这就是为什么它经常成为肉毒毒素治疗的目标区域（**图 9.2**）。

治疗额肌的标准做法是在额头的水平线上进行 4 次注射。切勿在瞳孔中线外侧注射，因为有可能意外麻痹颞肌，增加上睑下垂和（或）眉毛下垂的风险。关于注射的位置，有两种观点，但都不正确。一种观点是抬起眉毛时在抬头纹最多的位置进行注射。另一种观点是在眉毛和发际线之间的中线进行水平注射。

前额的皮下脂肪较少，注射到肌肉通常不会超过几毫米。因此，在注射时要小心，以免针头刺到骨膜引起求美者不适。注射时应垂直于皮肤表面，并按建议的剂量进行注射。注射后，应在注射部位施加持续的压力（**图 9.3**），以减少瘀血的风险并确保充分止血。

由于额肌是一块较大的肌肉，且表面解剖结构较少，在复诊时，您可能会发现没有治疗过的区域就

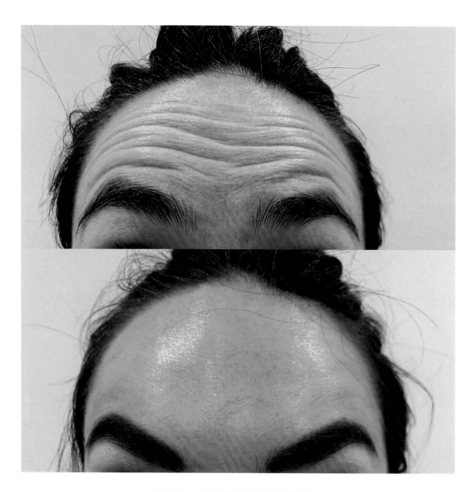

图 9.2　肉毒毒素对额肌的影响

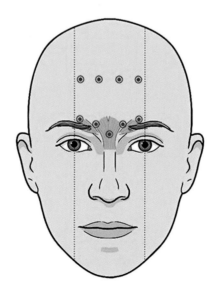

图 9.3　建议注射部位为额肌及眉间复合体

会形成皱纹。这并不是一个大问题，通过在复诊时进行有针对性的注射很容易矫正。可以考虑使用与初始治疗相同的剂量来矫正。在此期间，建议您告知求美者，由于皮肤在移动眉毛时会产生一些新的皱纹，以免他们对此感到惊讶。在注射肉毒毒素后，减少肿块形成的一个有用的技巧是：在额头上放一块新的纱布，并在治疗结束后轻轻地持续按压 1min 左右。这通常会减少肿块的突出程度，并减少瘀血形成。

眉间复合体

在撰写本文时，眉间复合体是面部唯一允许使用肉毒毒素的美容区域。眉间复合体是一组相对强壮的肌肉，负责将眉毛向内侧方向拉动，使我们能够皱眉，从而在该区域产生皱纹（**图 9.4**）。

与额肌一样，在眉间复合体注射肉毒毒素，应与皮肤表面成 90° 角刺入（**图 9.5**）。治疗过程中通常会使用 5 个针刺点，其中间的 3 个针刺点的剂量通常是最外侧 2 个针刺点剂量的 2 倍。注射眉间复合体时，应从位于鼻梁上方的前斜角肌开始注射。在求美者尽可能地皱眉时，用拇指和食指捏住前斜角肌的中央部位，这将成为注射的目标区域。治疗前斜角肌很可能是肉毒毒素注射到的最深层次，您可能需要将针头插到底部。

相较于治疗前斜角肌，治疗皱眉肌相对来说比较容易。再次注射时，将针头与皮肤成 90° 角刺入。注射部位应该在眼眶骨边缘上方约 1cm 处，所以在选择目标区域之前，请确保触诊到该区域。一个有

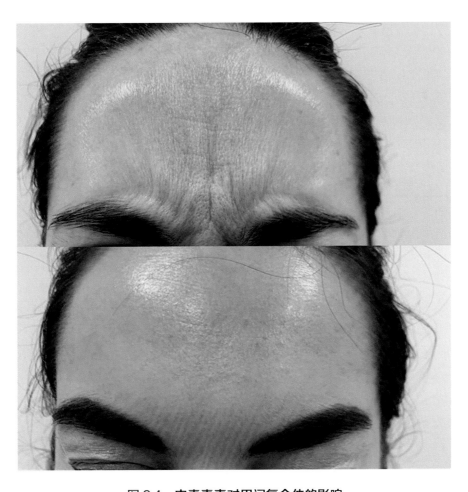

图 9.4　肉毒毒素对眉间复合体的影响

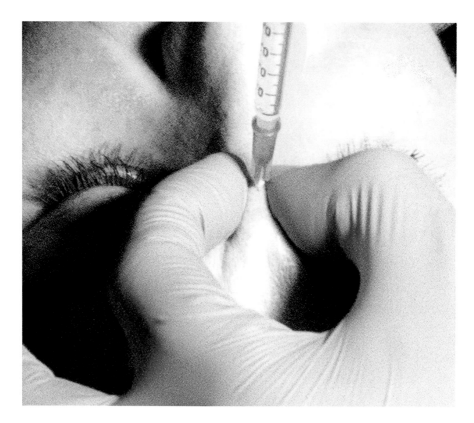

图 9.5　治疗前斜角肌的推荐注射技术

用的技巧是在注射时将食指水平放在眼眶骨边缘上，以确保您处于正确的位置，并减少肉毒毒素向下扩散的机会。肉毒毒素向下扩散可能会无意中麻痹提上睑肌，导致眼睑下垂。注射后，将手指放在眼眶边缘上方约 30s，以进一步减少肉毒毒素向下扩散的可能性（图 9.6）。

在注射眉间复合体时，需要注意一个关键问题，即眶上神经从眶上切口向上延伸至发际线。由于很难确定眶上神经的走行路径，因此注射器常常会损伤该神经。因此，在进行肉毒毒素治疗时，非常重要的一点是告知求美者可能出现神经麻痹或神经痛的风险，并取得他们的知情同意。

鱼尾纹

"鱼尾纹"是一个俗称，指的是眼轮匝肌引起的皱纹，这些皱纹通常在微笑或眯眼时最明显（图 9.7）。

在治疗该区域时，再次在距离眼眶骨外侧边缘至少 1cm 的地方对注射部位进行触诊。注射时将手指作为标记物和屏障以防止肉毒毒素扩散，就像治疗眉间复合体时一样。在治疗眼轮匝肌时，每侧使用 3 个注射点，中间 1 个注射点，两侧注射点略偏向中间注射（图 9.8）。治疗眼轮匝肌的最佳体位是侧卧位，以减少肉毒毒素向内侧扩散到提上睑肌的机会。注射肉毒毒素后，将手指留在原位 30s，以减少肉毒毒素向内侧扩散，从而进一步降低这种风险。

由于眼轮匝肌的层次较深，因此您需要将针头插到底部。和往常一样，缓慢而小心地进行注射，以降低触碰骨膜的风险。治疗该区域失败的主要原因之一是：医生在注射时过于恐惧，意外地将肉毒毒素注射到皮下脂肪层，而不是所需的肌肉层。

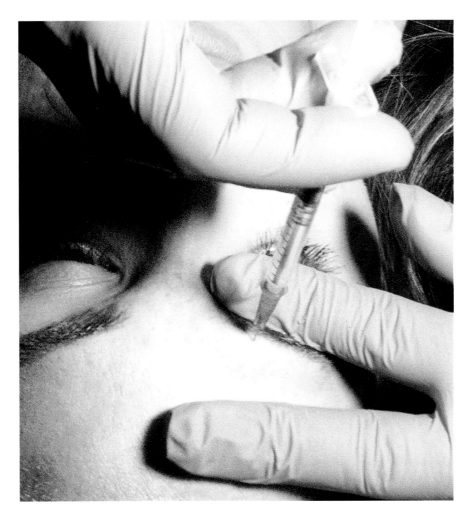

图 9.6　治疗内侧眉间复合体的推荐注射技术

后期护理

为了确保最佳的美容效果并降低并发症的风险，建议求美者在接受肉毒毒素治疗后的剩余时间内保持放松状态。并建议求美者避免以下情况：

- 当天在治疗区域化妆。
- 在治疗后的 4h 内躺卧。
- 强力清洗该区域或去角质。
- 暴露于极端温度（热或冷）。
- 任何使其发热和出汗的活动。
- 使用桑拿 / 蒸汽房。
- 饮酒。
- 使用日光浴床。

从理论上来说，避免饮酒或炎热出汗是因为这些情况会导致血管扩张，从而加剧肉毒毒素的扩散，

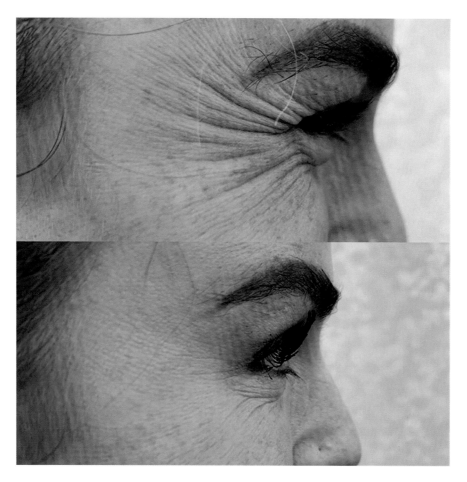

图 9.7　肉毒毒素对眼轮匝肌的影响

并有可能无意中麻痹错误的肌肉群，类似于酒精的作用。平躺或擦脸可能会使肉毒毒素机械性地扩散到其他区域。化妆和使用蒸汽房可能增加术后感染的风险。

一些医生建议求美者在治疗后的几小时内尽可能多地活动治疗区域，以促使肉毒毒素发挥作用。您可以选择做或者不做，因为没有证据表明这是有益的，也没有证据表明这样做是无益的。

在进行肉毒毒素治疗后的 2 周内，建议进行 1 次复查。这将使您能够观察到求美者的情况，并治疗已经形成的新的动态纹，同时确保最初治疗的美容效果令求美者满意。严格遵守至少 2 周的时间进行复查是很重要的（除非出现需要更早纠正的并发症），因为 2 周后肉毒毒素的效果应该很明显了，不太可能发生剧烈变化。如果有需要，可以使用供应商建议的剂量进行肉毒毒素治疗以矫正任何不理想的运动区域（遵守与以前相同的规则）。2 周后的复查不仅有助于确保治疗效果，而且有助于密切关注求美者，以防止发生任何潜在的并发症。

表 9.1 提供了产品的详细信息。

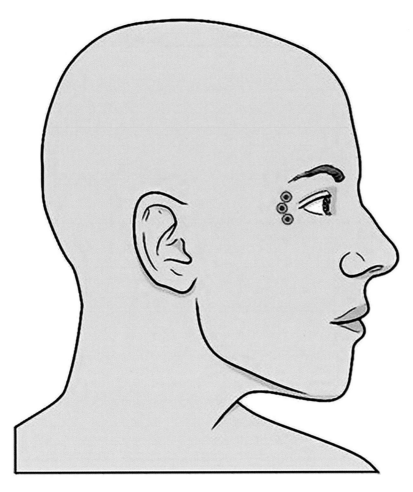

图 9.8　治疗眼轮匝肌的推荐注射部位

表 9.1　常见的肉毒毒素制剂

产品名称	毒素	生产商
Botox	奥诺 A 型肉毒毒素	艾尔建
Vistabel	奥诺 A 型肉毒毒素	艾尔建
Dysport	艾滋 A 型肉毒毒素	易普森
Azzalure	艾滋 A 型肉毒毒素	易普森
Xeomin	A 型肉毒毒素	梅尔兹
Bocouture	A 型肉毒毒素	梅尔兹
Jeuveau	艾普 A 型肉毒毒素	Evolus

第 10 章 肉毒毒素的并发症及处理

当您对注射肉毒毒素后出现的并发症进行干预时，会存在不同程度的风险。除非您具备足够的能力和信心来处理可能出现的任何并发症，否则您最好不要进行任何治疗。无法完全消除风险，但您应该尽力将潜在并发症的风险降至最低，并了解其特点，以便及时处理。在本章中，我们概述了一些肉毒毒素治疗的常见并发症，以及如果发生这些情况，可能采取的一些解决方法。这绝不是一个详尽的列表，而且管理指南也会定期更新，因此强烈建议您不断更新并补充最新的文献。过敏反应是肉毒毒素治疗的潜在风险，其相关治疗方法将在后面关于皮肤填充剂的并发症的章节中进行讨论。

肉毒毒素的系统性传播

肉毒毒素是世界上最有效的神经肌肉抑制剂之一，正如之前所讨论的，它的发现与肉毒杆菌中毒相关，这是一种潜在的致命疾病。肉毒杆菌中毒的特征为虚弱、疲劳、视力模糊、吞咽困难、失禁、呼吸窘迫、构音障碍和潜在的死亡。肉毒杆菌中毒继发的瘫痪可能会持续 2 个月，如果不进行治疗，多达一半的求美者可能会死亡。即使得到治疗，肉毒杆菌中毒求美者中仍有约 10% 的死亡率。肉毒杆菌中毒的治疗包括注射肉毒抗毒素和支持性护理，如：机械通气。

在整形手术中，肉毒毒素的全身扩散是一种非常罕见的并发症，但您仍然需要事先告知求美者，正如之前讨论过的那样。肌肉注射肉毒毒素时，其扩散半径约为 1cm，不太可能外渗到全身循环中。当肉毒毒素用于治疗痉挛性疾病时，在少数前瞻性队列研究报道中有长期肌无力的情况发生，以及大约 1% 的求美者出现尿失禁和因呼吸困难而住院的可能性。

请告知求美者肉毒毒素全身扩散的早期迹象，建议他们在注射后出现语言障碍、吞咽困难、排尿问题或呼吸困难时，立即寻求紧急医疗救助。如果求美者出现这些症状，建议他们直接前往医院，因为安排见您（除非您有一个人员充足的重症监护病房和足够数量的肉毒抗毒素）不仅浪费宝贵的时间，而且很可能是徒劳的。当建议求美者去医院时，确保他们不要自己开车，因为在这种情况下可能会发生肌肉麻痹和意识丧失的风险，这可能会给自己或他人在道路交通事故中带来潜在的伤害风险。相反，建议他们叫救护车，或者如果可以的话，请亲戚或朋友开车送他们去医院。

此外，告知求美者肉毒毒素全身扩散的潜在长期后遗症也是必要的。告知求美者在肉毒毒素治疗数月后可能出现主观上的长期虚弱感；但是，在大多数情况下，这种感觉会自行消退。

只要遵守您所选择的肉毒毒素的建议剂量，充分了解治疗区域的相关表面解剖结构，并且只使用建议的注射技术，就可以降低肉毒毒素全身扩散的风险。

蜂窝织炎

蜂窝织炎是一种感染性疾病，主要累及皮肤真皮层和皮下脂肪组织。临床表现为局部扩散的红斑区，触摸时感觉温暖而柔软。如果不及时治疗，可能会导致全身不适症状（如：发热等），并可能产生更严重的后遗症，如：形成脓肿或败血症。

蜂窝织炎通常是由细菌引起的，主要致病菌是皮肤共生菌，如：A 组链球菌和金黄色葡萄球菌，这些细菌通过皮肤上的缺陷（如：割伤或擦伤）进入机体。在美容整形手术中，当注射填充剂或肉毒毒素时，它通常由于组织消毒不足或不适当的无菌技术被引入。

在检查疑似蜂窝织炎的求美者时，应检查您可能注射肉毒毒素的部位是否有针眼，并观察触痛和红斑区域是否与治疗区域有关。在额头注射肉毒毒素不太可能导致腿部蜂窝织炎。但是，在您使用肉毒毒素治疗眉间复合体的附近出现红斑应该引起临床怀疑。

求美者可能会出现一块灼热、发红且极度柔软的皮肤。受影响的皮肤可能看起来紧绷且有光泽，可能有或没有覆盖干燥的斑块。如果蜂窝织炎没有得到充分的治疗，那么随着感染的发展，组织将变得不坚实，触摸起来更硬。

对该区域进行触诊时，尽量确保您感觉不到肿块的波动，因为这可能代表脓肿的形成，需要采取不同的最终处理方法。事实上，由于肉毒毒素主要用正常的生理盐水或无菌盐水溶解稀释，相比于皮肤填充剂，脓肿形成的可能性要小得多。这是因为皮肤填充剂的成分（如：糖胺聚糖）可以被微生物代谢掉，并为病原体提供免疫系统的保护缓冲作用。然而，由于皮肤填充剂在促进微生物群的生长方面的有益作用，如果无法创造足够的无菌环境，就会导致细菌被引入真皮层，并具备形成深层感染和脓肿的必要物质。

在开始治疗蜂窝织炎之前，首先，评估求美者的临床观察结果，以确保他们没有临床败血症，并且不需要住院治疗。用永久性标记物在受影响区域的边缘进行标记，因为这可以评估感染区域是否在进展或在治疗后消退。常见的一线抗生素选择是氟氯西林，每次 500mL，每天 4 次，疗程为 7 天，前提是求美者对青霉素不过敏，也不需要调整剂量或有任何其他禁忌证。如果求美者对青霉素过敏，那么可以考虑使用克林霉素或克拉霉素。确保每天对求美者进行检查，并进行全面观察，以检查感染是否扩散，是否形成脓肿，并确保求美者没有出现败血症。如果经验性抗生素治疗无法缓解感染，那么应将求美者转诊到二级医疗机构进行进一步评估和治疗。建议您给求美者写一封信，让其携带给二级医疗机构的医生，详细说明您进行的整形手术（日期、注射物、治疗部位及面积），以及迄今为止的治疗管理措施。同时，联系您的产品制造商，并提供您使用的产品批号，因为需要进行调查以评估整个批次的肉毒毒素或生理盐水是否受到感染，或者您的情况是否是一个孤立的案例。

在考虑肉毒毒素治疗中可能出现的蜂窝织炎时，特别是涉及眉间复合体和眼轮匝肌区域时，您必须意识到眼眶和眶周蜂窝织炎的可能性，因为这种情况需要紧急的专科治疗。

眼眶及眶周蜂窝织炎

眼眶及眶周蜂窝织炎均可由眼眶周围软组织的感染蔓延引起。如果感染到眼睛，其后果可能是毁灭性的。眼眶或眶周蜂窝织炎的关键解剖鉴别器是眶隔，这是一种薄的、纤维状的、多层次的结构，它与眶缘周边相连，形成边缘弧，为眼眶脂肪提供机械支持。如果感染仅限于眶隔前方，则称为眶周蜂窝织炎，如果感染穿透眶隔进入眶内软组织，则称为眼眶蜂窝织炎。

眶周蜂窝织炎

眶周蜂窝织炎，又称为视网膜前蜂窝织炎，是这两种疾病中较轻的一种，因为炎症过程涉及浅层软组织，不涉及眼球或眼眶。尽管预后优于眼眶蜂窝织炎，但眶周蜂窝织炎仍需要快速诊断和治疗以降低发病率。

眶周蜂窝织炎的典型表现特征是眼睑和眼周软组织水肿与红斑。次要症状还可能表现为结膜充血，低热和睁眼困难。由于眶周蜂窝织炎不会侵犯眼眶，因此求美者不会出现视力障碍、突眼、眼球运动受限或疼痛等症状。这些情况只能通过及时和详细的眼科检查来确定。

眶周蜂窝织炎可能的致病微生物包括金黄色葡萄球菌和链球菌。过去，B 型流感嗜血杆菌是主要的致病菌；然而，现在英国大部分人都接种了针对该病原体的疫苗。如果您的求美者出现发热或临床上表现出败血症，免疫功能低下，或者由于肿胀而无法评估眼部情况时，应急诊入院治疗。对于轻度眶周蜂窝织炎，可选择合适的口服抗生素，如：阿莫西林克拉维酸钾或克林霉素，并进行门诊治疗。如果您受过适当的培训并且具备能力，那么在接下来的几天里每天要对求美者进行检查，以确保他们的病情得到改善。如果他们无法每天复诊、未能改善病情或症状加重，则应紧急转诊至医院，可能需要静脉抗生素治疗。转诊求美者时，给住院医生写一封信，让求美者随身携带，详细说明治疗日期、使用的药物和您的检查结果。

眼眶蜂窝织炎

如果急性蜂窝织炎穿透眶隔，那么求美者很可能发展为眼眶蜂窝织炎。准确诊断和治疗眼眶蜂窝织炎对于预防视神经病变、脑膜炎、海绵窦血栓、败血症和颅内脓肿形成等严重后果至关重要。

眼眶蜂窝织炎的表现与眶周蜂窝织炎类似，都会在眼睛周围的软组织中出现局部的水肿和红斑。可以通过以下诊断的关键鉴别因素来考虑是否为眼眶蜂窝织炎：眼球突出、眼肌麻痹、视力下降（以及色觉障碍）和眼球活动疼痛。在严重的病例中，求美者可能出现相对的传入瞳孔缺损，或表现为中风或脑炎的症状。如果求美者出现这些症状，请同时进行全面观察，包括精神状态。请注意，在肉毒毒素治疗后，如果求美者出现单独的眼肌麻痹，则可能是由于肉毒毒素的错误给药而非潜在感染所致。

眼眶蜂窝织炎的病原体与眶周蜂窝织炎的病原体相似，其中金黄色葡萄球菌、化脓性链球菌和 B 型流感嗜血杆菌是最常见的 3 种病原体。尽管有类似的致病微生物，但口服抗生素对治疗眼眶蜂窝织炎不太可能有效，这种情况不应该在临床上尝试口服抗生素治疗。

如果怀疑求美者患有眼眶蜂窝织炎，请陪同他们，并安排急诊眼科医生对眼部损伤进行紧急评估（表 10.1）。如果您无法与求美者取得联系，请写一封信，说明您的治疗日期和求美者在事故和紧急情况下使用的注射物。由于求美者开车可能不安全，所以要确保他们以安全的方式去医院。眼眶蜂窝织炎的治疗通常采用静脉注射抗生素，例如头孢他啶，并至少每 4h 进行眼科和神经科检查。大多数求美者入院时都需要进行 CT 扫描，以评估是否存在眶内积液或颅内脓肿。如果有眶内积液，通常需要手术进行清除。

表 10.1　眶周蜂窝织炎和眼眶蜂窝织炎的眼科症状

迹象	眶周蜂窝织炎	眼眶蜂窝织炎
眼球突出	否	是
眼球活动	正常	受限，伴随疼痛
视力	正常	减弱
色觉	正常	减弱
相对性瞳孔传入障碍	否	是

眉毛不对称

眉毛不对称是肉毒毒素治疗后最常见的并发症之一。它通常是由于对眉间复合体或额肌治疗不足所致。如果眉间复合体治疗不足，就会导致眉毛上扬，如果对额肌治疗不足，则可能导致治疗侧的眉毛出现向内下降和向中间移位。

所有接受肉毒毒素治疗的求美者在 2 周后复查时，眉毛不对称是常见原因之一。此时，肉毒毒素的效果应该是显而易见的，这将使您能够客观地评估需要进一步治疗的区域。在大多数情况下，只需在治疗不足的区域进行进一步注射，就可以直接解决眉毛不对称的问题。

如果您了解相关的解剖结构，可以降低眉毛不对称的风险。然而，准确预测额肌和眉间复合体的真实位置可能仍然具有一定难度。在开始治疗之前，告知求美者这种潜在的并发症，并保证在初次咨询时，如果出现不对称，通常可以相对容易地进行补救。

尽管进行了充分的随访，但有些求美者的眉毛不对称依然存在。在这种情况下，您将有 2 种选择：进一步治疗或保持不做任何处理。在治疗不足的区域尝试进一步治疗可能值得一试。然而，如果以前没有效果，就不能保证第 2 次会有效。这可能意味着您在注射时，会给求美者带来疼痛和并发症的风险，可能没有任何好处。另一种选择是告知求美者，肉毒毒素的作用应该在接下来的 3 ~ 4 个月消失，从而不理想的美容效果会自行消退。

治疗错误区域

在进行美容整形手术之前，了解面部的表面解剖结构非常重要，以减少错误治疗的风险，减少对求美者的伤害。您所看到的每位求美者的解剖结构都会略有不同，几乎不可能确定您所注射的肌肉群是否正确。常见的误治区域包括在治疗眼轮匝肌时意外注射到颧肌，以及在治疗额肌时意外注射到颞肌。

在肉毒毒素治疗中，由于从治疗到肌肉麻痹有一定的延迟性，因此在注射时您无法确定是否注射到了错误的部位。如果求美者在治疗眼轮匝肌后的第 1 天就无法微笑或移动同侧脸部，那么很可能是您将肉毒毒素注射到了错误的部位。如果求美者向您反映了这一情况，则安排紧急复查以进一步评估。确保受影响区域只是下运动神经元症状，因为面瘫或中风可能是一种混淆的诊断。如果求美者有任何上运动神经元症状或症状正在恶化，那么请安排二级医疗中心进行紧急医疗评估。

如果事实证明这只是一个简单的注射区域错误的案例，那么请向求美者道歉，并承认这可能是由于肉毒毒素的使用错误导致的。作为医生，对求美者诚实坦诚非常重要。告知他们，与其他使用肉毒毒素治疗的部位一样，这些症状可能会持续 3 ~ 4 个月后自行消退。

神经麻痹和神经痛

神经麻痹和神经痛是肉毒毒素治疗的罕见并发症，主要由不正确的针头放置引起。正如我们在解剖学章节中所讨论的那样，眶上神经从眶上切口向上延伸，并在皱眉肌和额肌的外侧下方穿过，最终通向头皮。由于这些神经的密切接近，当插入针治疗这些区域时，有可能意外地伤害到它们。

如果针头误伤了眶上神经，求美者可能会立即感到疼痛，在注射的时候，他们的头皮会出现剧烈的疼痛。这种神经痛会很强烈，就像我们吃冰淇淋时大脑被冻住一样。由于周围神经愈合速度缓慢，这种疼痛可能持续数天至数周才会消退。建议求美者在这段时间内适当服用镇痛药，并向他们保证这种疼痛会逐渐缓解。通常情况下，这种症状是由于神经受到刺激引起的。然而，研究表明，即使针头直接刺入并损伤神经，它也应该在 2 个月内完全恢复功能。

虽然无法准确预测眶上神经的走行路径，但通过了解治疗区域的相关解剖结构，可以降低神经麻痹或神经痛的风险，这与大多数并发症的情况相似。通过在每次治疗后准确记录并仔细记录注射部位的位置，可以降低在同一求美者身上再次发生这种情况的概率。

上睑下垂

在对眼轮匝肌或眉间复合体治疗后，由于肉毒毒素可能扩散或直接注射到提上睑肌或上睑板肌，导致眼睑下垂。求美者通常在手术后的 1 ~ 2 天出现上睑下垂。如果不遵循建议在眶上缘边缘或在瞳孔中心线外侧进行注射治疗，则更有可能发生上睑下垂。在注射时，确保针头始终远离眼眶，可以进一步降低上睑下垂的风险。

如果求美者在治疗后出现上睑下垂，则进行彻底的眼科评估并查阅病历。详细记录上睑下垂的程度，并将其与注射部位和技术，以及术前和术后的照片进行对比，以确保在治疗前没有出现上睑下垂。由肉毒毒素引起的上睑下垂应在治疗后持续 3 ~ 4 个月。向求美者道歉，并承认这可能是由于肉毒毒素治疗导致的，并履行您的诚实责任。

有证据表明，0.5% 阿可乐定滴眼液可能有助于减少肉毒毒素治疗引起的上睑下垂的严重程度和持续时间。阿可乐定是一种 α - 肾上腺素能受体拮抗剂，常用于青光眼的治疗。在没有事先进行眼科专家复查的情况下，在临床上采取这种治疗是不可取的。如果注射导致求美者出现上睑下垂，最佳做法是紧急安排眼科评估，以便进一步治疗。与所有并发症一样，给眼科医生写一封信，概述最初的治疗以及您采取的纠正此并发症的步骤。

头痛

头痛是肉毒毒素治疗的一种相对常见的副作用，发生率约为 1%。尽管如此常见，但对其病理生理学知识的了解却知之甚少。这方面的假设包括面部肌肉为对抗肉毒毒素引起的麻痹而增加收缩，药物本身的杂质以及额骨骨膜或接受治疗的肌肉群的直接刺激。

幸运的是，肉毒毒素治疗后的头痛通常是短暂性和自限性的。建议求美者在接下来的几天内服用普通的非处方止痛药，如：对乙酰氨基酚，直到疼痛缓解。由于头痛是一种非特异性的症状，告知求美者，如果头痛的性质发生变化，或出现神经系统症状，请紧急寻求医生的帮助，因为肉毒毒素治疗可能会掩盖另一种病理过程。如果求美者在注射肉毒毒素后再次出现头痛，那么他们在接受进一步治疗时更容易再次出现头痛。

在进行任何后续治疗之前，建议向他们提供咨询，以确保求美者能够理解并给予适当的知情同意。

新皱纹的形成

肉毒毒素治疗后出现新的动态纹并不属于并发症。但是，它们是治疗的重要潜在副作用，您应该事先与求美者进行讨论。如果治疗成功，则治疗区域将会被麻痹，但周围的肌肉仍然像以前一样灵活。由于皮肤的覆盖面积保持不变，治疗区域周围的皱纹可能会以协同效应的方式出现。新的皱纹最有可能形成在额肌上缘和颞肌区域。

如果求美者发现新的皱纹，那么在治疗后 2 周的复查中要花时间仔细检查。告知求美者，对这些新区域进行治疗可能会消除皱纹；但是，眉毛下垂或上睑下垂的风险会增加，尤其是皱纹出现在颞肌区域。如果求美者可以接受"僵硬"的外观，那么这可能是一种治疗方法，但如果他们希望保留一些表情活动度，那么不建议采取这种治疗方法。

对新皱纹的治疗相对简单，只需将建议剂量的一半直接注射到该区域。这将成功地使产生新皱纹的区域麻痹，使整个治疗区域变得更加平滑。在进行这种矫正之前，请确保已征得求美者的同意，并告知可能会出现眉毛下垂、上睑下垂和进一步的新皱纹形成，因为这些额外的注射会增加并发症的风险。

第 11 章　皮肤填充剂简介

皮肤填充剂在美容领域被广泛使用，用于增加和恢复损失的容量。有多种不同类型的皮肤填充剂可供选择，选择合适的填充剂对于实现所需的治疗效果非常重要。如果使用填充剂不当，可能会对求美者造成灾难性后果。在本章中，我们将讨论一些常见的皮肤填充剂亚型、建议的应用功能，以及人体对皮肤填充剂治疗的反应。

为您计划的手术选择正确的填充剂与了解正确的技术和相关解剖结构一样重要，这可以确保您安全地进行注射。填充剂选择不当不仅影响美容效果，还会增加并发症的风险，如：皮肤缺血性坏死和出现延迟结节。

透明质酸

透明质酸（HA）是欧洲和美国使用最广泛的皮肤填充剂，其主要作用机制是通过替代衰老过程中丢失的透明质酸（以及因此而损失的容量），或增加面部软组织的容量以达到美容效果。HA 是一种天然存在的阴离子、非硫酸化的糖胺聚糖，由葡萄糖醛酸和 N–乙酰葡萄糖胺的重复双糖单元组成，常见于上皮神经和上皮组织中。在人体中，50% 的 HA 存在于皮肤内。

HA 是一种独特的糖氨基糖，由细胞质膜内部的结合蛋白质产生，而大多数其他糖胺聚糖是由高尔基体合成的。合成 HA 的酶被称为 HA 合成酶，在人体中有 3 种亚型：HAS1、HAS2 和 HAS3。每一种酶都会产生不同链长的 HA 聚合物。

透明质酸形成后，通过细胞质膜上的孔隙分泌到细胞外基质中，在那里它发挥各种功能，如：保湿、润滑关节、增加容量和构建细胞外基质。HA 还通过激活免疫细胞、调节成纤维细胞和上皮细胞对软组织损伤和伤口愈合发挥关键作用。HA 分子的长度在炎症反应中起决定性作用，较大的分子（超过 1000 kDa）既可以作为抗血管生成剂，也可以作为免疫抑制剂，较小的分子则是炎症和血管生成的有效诱导剂。因此，分子较小的 HA 皮肤填充剂可能比那些分子较大的填充剂更容易使求美者在术后出现肿胀。

HA 在皮肤中的位置因真皮层和表皮层而异。它主要位于棘层和颗粒层的细胞外、真皮层的细胞内。真皮层内的细胞内 HA 和深层表皮内的细胞外 HA 吸收水分以保持这些细胞的水分。这是通过使真皮层的 HA 浓度与周围的淋巴和血管结构连续变化来实现的，调节渗透压和离子流动以维持组织的水合作用。

由于 HA 是一种天然存在的物质，所以人体有多种降解和吸收 HA 的方法，以确保细胞内和细胞外基质中的浓度正常。据估计，我们的身体每天会降解和合成约 30% 的 HA。HA 的降解主要通过 HA 酶这一酶群来实现，它将 HA 分解为低聚糖和分子量较低的 HA。此外，不受控制的因素如紫外线、氧化应激、极端温度和 pH 变化等也会导致 HA 的降解。这些降解方法很重要，这既是自然的衰老过程，也是在皮肤填充剂治疗后为求美者提供术后护理咨询时需要注意的。

随着年龄的增长，HA 链的长度和产生的量都会减少。这种变化会导致皮肤失去保持水分的主要机制之一，从而导致表皮层和真皮层的脱水、萎缩和弹性下降。研究表明，紫外线是导致这种变化的关键因素之一，同一求美者，暴露在阳光下的皮肤区域与未暴露的区域相比，其 HA 浓度更低。因此，假设太阳对皮肤损伤的累积效应，显著地导致了老年人 HA 的损失。

HA 皮肤填充剂

皮肤填充剂中的 HA 与天然的 HA 在分子构成上有所不同，因为天然的 HA 具有较差的生物力学特性和较短的半衰期。这些缺陷意味着：如果我们使用天然的 HA，其增加的容量较少，并且在体内的持续时间较短。目前市场上几乎所有的 HA 填充剂都是由马氏链球菌等细菌发酵产生的。皮肤填充剂的药理作用取决于每个制造商的生产过程中的多种因素，包括颗粒大小、使用的交联剂、游离 HA 的含量，以及流变特性。这些因素中的每一个都会单独影响填充剂的特性，如：临床适应证、注射的难易度、产生的容量和副作用。需要注意的是，根据 HA 的均匀性和交联程度，以前的填充剂被分为单相和双相。单相皮肤填充剂由均匀的高分子量或低分子量 HA 颗粒组成，而双相皮肤填充剂在非交联 HA 载体中含有交联 HA 颗粒，因此是一种非均相溶液。然而，最近的研究表明，这些术语是命名上的失误，应该避免使用。

较大的 HA 颗粒比小颗粒 HA 更具亲水性，这意味着较大颗粒的填充剂在治疗后会引起更严重的局部水肿，从长远来看，对求美者的水合状态反应更强烈。使用大颗粒填充剂进行治疗时，求美者可能会注意到，当他们喝了很多水后，被注射的区域显得更加丰满。HA 颗粒交联度和浓度的增加导致皮肤填充剂的黏性和弹性都更强。交联还决定了皮肤填充剂的内聚性和 HA 聚合物之间的吸引力水平。从本质上讲，凝聚力是指将 HA 凝胶固定在一起的内部黏附特性。凝聚力是填充剂抵抗垂直压力能力的一个关键因素，高凝聚力的填充剂远比低凝聚力的填充剂更能保持其位置。由于凝聚力与黏附力相关，需要注意的是，凝聚力低的填充剂不太可能保持在其正确的组织平面内，更有可能无意中移位到不需要的位置，从而丧失美容效果。如在丰唇时，黏性较高的填充剂不太可能移位到唇红的上方，导致注射部位上方的皮肤出现难看的"架子"样效果。

流变学的概念

流变学研究的是物质流动，可应用于皮肤填充剂等软性固体，并可对黏弹性进行定性和评估。在评估黏弹性性能时，有 4 个主要参数需要了解。具体如下：

- G^* 是整体黏弹性性能或硬度。
- G' 是弹性性能的测量值。
- G'' 是黏度的测量值。
- $Tan\,\delta$ 是黏性和弹性之间的比率。

从本质上讲，黏性更强的填充剂会更牢固，并能提供更多的结构支撑，以便塑形或增加脸颊、鼻子和下颏等深层组织的体积，而弹性更强的填充剂经常会提供较少的体积和更大的运动量，可注射到细纹和高度活动区域。在选择填充剂的注射位置时，常常考虑填充剂的流变学特性，如：G'、G''。流变学特性是填充剂性能的权衡，黏性较高的填充剂难以使用细小的注射针进行注射，而高弹性和低黏性的填充剂会无法承受面部运动时对其施加的压缩应力和剪切应力，从而无法提供理想的美容效果。

了解您选择的填充剂的流变学特性，将有助于您决定哪种填充剂适合特定的解剖部位。在考虑填充剂的黏性时，必须考虑到它们将承受的剪切应力。一旦填充剂被注入，它将持续受到各种力的作用，如：横向剪切、内在和外在的压缩和拉伸。这些示例详见**表 11.1**。

表 11.1 施加在皮肤填充剂上的力的示例

力	示例
内部挤压	皱眉、噘嘴
外部挤压	脸朝下趴着、接吻
内部横向剪切	微笑、说话
外部横向剪切	擦拭脸上的化妆品、刮胡子

在选择填充剂时，仅仅考虑弹性是不够的。许多填充剂制造商在其说明书中详细说明了建议的注射深度和部位。简单了解这些因素对填充剂选择的影响，有助于理解为什么选择某种填充剂是明智的（**表11.2**）。

表 11.2 皮肤填充剂的物理性质及其建议的解剖平面

填充剂深度	物理性质
细纹	低凝聚力、中 / 低 G* 和 G' 整体效果光滑，微妙的增加体积，可见边缘或肿块的风险较低
中面部	G' 能够承受剪切应力和中 / 高压缩应力。这些填充剂能够增加体积并塑形，不会因张嘴使脸颊承受较大张力
下面部	中 / 低凝聚力和中等 G'。这些因素的结合将使填充剂在如嘴角纹等部位恢复体积，但又能保持足够的弹性，使面部运动不受影响，也不会出现明显的肿块
鼻子和下颏	高凝聚力和高 G' 使填充剂能够保持其形状，同时抵抗鼻子和下颏上的软组织的高压缩应力和剪切应力。高凝聚力和高 G' 的填充剂不太可能移位，并将在较长的时间内形成垂直的凸起，以便对这些区域进行充分的塑形

透明质酸皮肤填充剂的生理学

由于皮肤填充剂是一种异物，而且在注射时对组织造成了创伤，因此，在治疗后出现相关的局部水肿是正常现象。您可以告诉求美者，水肿在治疗后的早晨可能最明显，这将在接下来的 2 ~ 14 天逐渐消退，以使他们在出现肿胀后避免过于担心。由于炎症反应所需的时间，以及睡觉时对间质液的重力作用，所以术后肿胀在早晨最严重。建议求美者在术后当晚采用坐姿睡觉，以减少肿胀的可能性。然而，许多求美者会感觉这样不舒服，并且常常选择冒着肿胀加剧的风险，以获得更舒适的睡眠。

HA 填充剂的持续时间变化很大，取决于：

- 求美者的生活方式，如：吸烟和避免过度阳光照射。
- 求美者的个体差异，如：自然代谢 HA 的速度。
- 从业者因素，如：注射技术、流变学和所选填充剂的成分。

通常情况下，预计 HA 填充剂的效果持续时间为 6 ~ 12 个月；然而，填充剂会被身体永久代谢，随后每天会微量减少。由于吸烟和过度的阳光照射、注射到高强度的活动区域（如：嘴唇）以及技术不佳，即将皮肤填充剂注射到真皮深层，都会缩短皮肤填充剂的持续时间。

皮肤填充剂——羟基磷灰石钙

羟基磷灰石钙（CaHa）是构成骨骼和牙齿矿物质成分的重要组成部分，赋予它们坚硬和牢固的特性。在骨骼中，大约一半的体积是由沉积在胶原蛋白基质上的 CaHa 晶体组成的。

在美容领域，CaHa 填充剂由直径为 $25 \sim 45\mu m$ 的 CaHa 微球组成，这些微球悬浮在羧甲基纤维素钠凝胶中。通常，CaHa 与羧甲基纤维素钠的比例为 30% 与 70%。为了将 CaHa 微球传递到所需的组织平面，需要通过注射将其悬浮在羧甲基纤维素钠凝胶中。目前，CaHa 皮肤填充剂已获得食品药品监督管理局的许可，用于治疗中度至重度的面部皱纹和体积损失，如：鼻唇沟，HIV 引起的脂肪萎缩。

由于其分子结构与骨骼的矿物部分相似，CaHa 的代谢与骨折后的骨碎片有着惊人的相似性。治疗后 $8 \sim 12$ 周，羧甲基纤维素钠凝胶被吸收，并被新合成的胶原蛋白所替代。CaHa 还能起到支架作用，促进新组织可以在其上面生长，注射到真皮层内可以激活局部成纤维细胞。目前尚无证据表明 CaHa 微球会进入骨皮质或引起任何钙化反应。研究表明，使用 CaHa 填充剂治疗具有良好的免疫相容性和耐受性，炎症反应最小，无异物反应或全身毒性反应。

皮肤填充剂——聚 -L- 乳酸

与其他常见的皮肤填充剂相比，聚 -L- 乳酸的作用机制有很大不同。它的作用被认为是通过刺激皮肤成纤维细胞促进新胶原蛋白生成，因此可以被认为是一种皮肤刺激剂，而不是皮肤填充剂。由于它依赖于新胶原蛋白的生成来恢复失去的体积，因此必须告知求美者，他们可能在治疗后的 8 周内都看不到效果。许多求美者需要多次治疗，通常每周进行一次治疗，以充分刺激胶原蛋白再生，从而达到期望的效果。

聚 -L- 乳酸填充剂通常用 5mL 无菌水进行重组，并静置至少 2h，以确保分子充分再水合。重组后，在注射前应搅拌溶液（如：在手中旋转小瓶）。这些填充剂通常以十字形图案注射到皮下，以促进足够的新胶原蛋白再生。使用聚 -L- 乳酸治疗的典型求美者是那些有轻度至中度皱纹的人。

使用聚 -L- 乳酸治疗的一个主要风险是迟发性结节的形成。这些结节通常可触及，但肉眼无法察觉。有证据表明，通过使用更多的水稀释和治疗后的强力按摩，可以减少结节的形成。结节形成风险最高的区域是手部，在使用聚 -L- 乳酸治疗后，多达 1/10 的求美者报道出现了一些结节。

皮肤填充剂——聚甲基丙烯酸甲酯

聚甲基丙烯酸甲酯（PMMA）通常由牛胶原蛋白或甲基纤维素凝胶中的聚甲基丙烯酸甲酯（PMMA）微球构成。它们被注射到真皮深层，常用于永久性治疗鼻唇沟、嘴角纹和眉间纹。与聚 -L- 乳酸填充剂类似，凝胶在注射后几周至几个月内被身体软组织代谢掉，留下残留的微粒。这些微粒被认为会引发局部炎症反应，并被巨噬细胞和成纤维细胞沉积形成纤维囊。作为这个过程的一部分，新胶原蛋白的生成伴随着新合成的胶原蛋白分子沉积在这些纤维囊上，从而产生增大体积的效果。

由于许多 PMMA 填充剂由牛胶原蛋白凝胶构成，在治疗前必须征得求美者的同意，因为他们可能出于宗教或道德原因对治疗持反对态度。此外，您还必须在使用 PMMA 填充剂治疗前 4 周进行过敏性皮肤测试，以确保求美者对 PMMA 没有过敏反应。

表 11.3 列出了英国常用的一些皮肤填充剂，概述了它们的主要成分和常用于治疗的区域。

表 11.3　常见皮肤填充剂

产品名称	成分	制造商	常用治疗区域
软性柏丽	透明质酸	梅尔兹	表皮皱纹
基础柏丽	透明质酸	梅尔兹	中度 / 深度皱纹、丰唇
烈性柏丽	透明质酸	梅尔兹	深度皱纹、丰唇
乔雅登二号	透明质酸	艾尔建	表皮皱纹
乔雅登三号	透明质酸	艾尔建	中度 / 深度皱纹、丰唇
乔雅登四号	透明质酸	艾尔建	深层凹陷、丰唇、颧骨填充
乔雅登丰唇专用	透明质酸	艾尔建	丰唇、嘴角纹
乔雅登五号	透明质酸	艾尔建	脸颊塑形 / 下颌轮廓
瑞蓝	透明质酸	高德美	中度皱纹、鼻唇沟和嘴角纹
瑞蓝玻丽朗	透明质酸	高德美	深度皱纹、使脸颊丰满
瑞蓝 L 型	透明质酸	高德美	丰唇
瑞蓝史丽朗	透明质酸	高德美	颈部保湿 / 痤疮瘢痕 / 肩骨 / 手部
瑞士奥泰 Global Action	透明质酸	泰奥	中度皱纹
瑞士奥泰 Kiss	透明质酸	泰奥	丰唇
瑞士奥泰 Deep Lines	透明质酸	泰奥	深度皱纹
瑞士奥泰 Ultra Deep	透明质酸	泰奥	颧骨 / 丰下颌
舒颜萃	聚 -L- 乳酸	德美丝	面部填充
瑞得喜微晶瓷	羟基磷灰石钙	梅尔兹	中度 / 重度皱纹
爱贝芙	聚甲基丙烯酸甲酯	若非尔	深度皱纹

第 12 章　皮肤填充剂的注射实用技巧

可以说，求美者准备是进行任何治疗前最重要的部分。如果做不到这一点，不仅会降低求美者的满意度，还可能会增加不必要的风险。

在求美者进入诊室之前，确保治疗床位于充足的光线区域，并具备足够的操作空间。在注射皮肤填充剂时，考虑一下您是想站着还是坐着，并将床调整到您可以舒适操作的高度。最后，检查一下您所需的设备是否齐全，以及这些设备是否在您进行治疗时便于拿取，并且是否保持无菌状态。

做好了前期的准备工作，并且和求美者已经就治疗方案达成共识后，请求美者躺在治疗床上。通常建议在求美者平躺的状态下进行皮肤填充剂注射（或肉毒毒素注射）。这能更好地控制皮肤软组织，使相关解剖结构更容易预测，并降低求美者发生血管迷走性神经晕厥的可能性。对于无法承受平躺的求美者，可以试着在他们觉得舒服的情况下使体位尽量接近水平。在确定适当的体位后，拍摄照片，确保至少从求美者正前方拍摄 1 张照片，并按不同角度进行拍摄。这些照片将成为进一步治疗计划的核心，并且是求美者医疗记录的必要组成部分，必须保存在求美者的病历中。

拍完必要的照片后，戴上手套，并使用酒精棉签（或类似物品）清洁治疗区域。待清洁区域完全干燥后，涂抹适量的局部麻醉剂，如：5% 利多卡因乳膏。外用麻醉剂不会使治疗区域完全麻痹，但可以减轻治疗中的疼痛感，直到皮肤填充剂中的局部麻醉剂生效。利多卡因通常需要 5min 左右才能起效，所以利用这段时间仔细检查所需的设备和物品是否齐全，并回答求美者可能提出的最后 1min 的问题。当一切准备就绪，且求美者仍然同意进行治疗时，重新消毒该区域并继续进行治疗。

鼻唇沟

鼻唇沟是位于鼻翼上方的皮肤褶皱，向下延伸至嘴角附近。随着年龄的增长，面部脂肪容量减少，皮肤弹性降低，加上面部肌肉反复运动，这些皱纹变得更加明显。因此，许多求美者寻求使用皮肤填充剂来抚平鼻唇沟，使其不那么明显。

鼻唇沟的治疗通常采用线性逆行注射的方式进行，注射的剂量取决于皱纹的深度。在大多数情况下，中等黏度的填充剂可以用于鼻唇沟的治疗。在准备治疗时，将针头沿着鼻唇沟的方向放置，并逐步测量从鼻唇沟的近端到远端的距离，以确保准确注射。试着想象一下，您将进行一系列连续的注射，以形成一条稳定而均匀的填充线（**图 12.1**）。为了减轻治疗过程中的疼痛感，务必在注射区域使用局部麻醉剂，因为鼻唇沟区域被广泛认为是一个疼痛感较高的区域。

由于鼻唇沟是面部"危险三角区"的外侧边界，因此在对注射皮肤填充剂的区域进行消毒和准备时要特别注意。如果填充剂误注入该区域的静脉，或不慎造成感染，就有可能出现逆行感染或填充剂栓塞，从而导致海绵窦血栓、脑膜炎或脑脓肿。为了降低这些风险，您不仅要确保采用无菌非接触操作技术，而且在注射前一定要回抽注射器。如果您在抽吸时看到血液的"闪回"，那么请重新定位针头并再次回抽注射器，以防止意外地将填充剂注射到血管内。

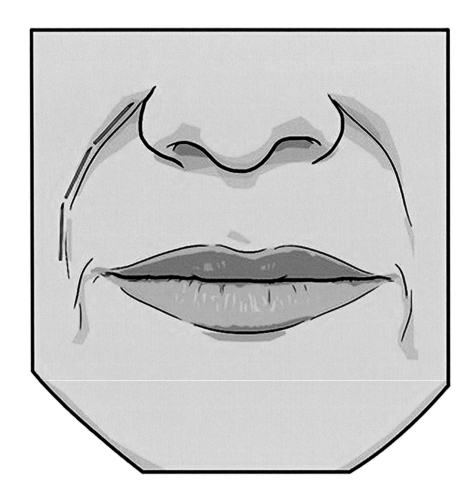

图 12.1　用于治疗鼻唇沟的针头长度的近似值

　　一旦确定了针头的位置，使用拇指和食指把皮肤捏起。这将扭曲局部解剖结构，所以要小心检查您是否在正确的区域进行注射，以避免产生不良的美容效果。注射的层次要比注射嘴唇时稍深一些，正确的针头深度要能看到针的轮廓而看不到针的刻度颜色。

　　在注射时，由于脸颊的结缔组织较密，因此注射填充剂的压力要比注射嘴唇时大。应该缓慢地注射，同时以相同的速度拔出针头。切勿在针头停止移动时进行注射，因为这将增加并发症的风险，并且可能导致过量注射，影响美容效果。在将针头拔出之前应停止注射，因为继续注射可能导致填充剂意外地在表皮上沉积，从而导致软组织结节的形成。在注射褶皱上方时需要特别注意，因为在这个区域的注射可能导致产生不良的填充剂肿块、Tyndall 效应或在严重情况下出现血管性皮肤坏死。

　　最佳做法是，在进行一侧鼻唇沟注射之前，对对侧鼻唇沟进行线性逆行注射。在注射过程中，应注重两侧的对称性，而不是过多关注填充剂的注射量。通常情况下，求美者的一侧鼻唇沟比另一侧更深，因此如果您试图在两侧注射相等的剂量，可能会导致鼻唇沟不对称。

　　对于鼻唇沟较深的求美者，您会发现使用中等黏度的填充剂不足以矫正。在这种情况下，您可以注射黏度更高的填充剂。这可以增加真皮层或皮下深层的容量，使较深的皱纹变得不那么明显。

治疗鼻唇沟后，可以用拇指从头向尾的方向轻压治疗区域，使其平滑，以减少肿块形成的可能性。

嘴角纹

嘴角纹是从嘴角向下延伸的垂直线条，得名于木偶嘴的特征。这些皱纹的形成与年龄相关的容量损失和嘴部的运动相关。许多求美者表示，嘴角纹让他们的外表显得"悲伤"，这是因为容量减少导致嘴角轻微下垂。

治疗嘴角纹有 3 种方法，根据容量减少的程度和所希望获得的效果来选择注射方式：线性逆行注射、扇形注射和交叉排线注射。大多数医生认为，使用中等黏度的填充剂足以治疗嘴角纹。

线性逆行注射

线性逆行注射适用于治疗较浅的皱纹。通常情况下，一根针的长度就足以治疗整条皱纹。在捏紧皮肤的同时，将针头刺入真皮层的适当深度，使针头轮廓可见但看不到灰色部分。以线性逆行方式缓慢注射，注意不要向皱纹的近端注射，也不要从穿刺点挤出填充剂。需要注意的是，嘴角区域存在唇动脉和静脉的入口，因此在注射之前，请先回抽注射器以确保注射针没有进入该区域。过度填充可能导致血管阻塞和严重的并发症，因此避免在该区域进行过度填充（**图 12.2**）。

为了治疗"悲伤"样外观，您需要同时治疗皱纹和恢复嘴角下方缺失的容量，可以考虑采用交叉排线注射或扇形注射的方法。这两种技术都可以在组织内注射黏度相对较高的填充剂，而无须注射大量填充剂，以避免产生不良肿块。增加嘴角两侧的容量，可以使嘴角略微向上扬，以矫正看起来"悲伤"的

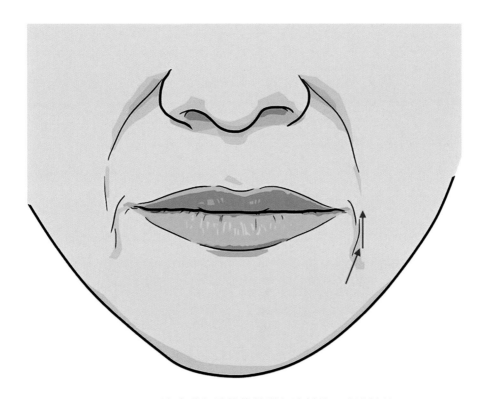

图 12.2　用于治疗嘴角纹的线性逆行注射的正确进针位置

面容。

扇形注射

扇形注射是一种有效的治疗方法，可以改善容量缺失并发挥填充剂的支撑作用（**图12.3**）。在规划手术程序时，针头沿着线条长度排列，指向头部，并向左右各倾斜30°。在皮肤紧绷的情况下，将针头以45°角刺入皮肤，位于折痕的中央，并进行线性逆行注射。在达到末端时，不要将针头取出，而是以稍微侧斜的方式重新刺入，并再次进行上述操作，直到达到线条本身的45°位置。这种技术是从一个穿刺点进行多次线性逆行注射，以减少求美者的疼痛和不适感，同时增加容量。

交叉排线注射

交叉排线注射具有与扇形注射相似的容量增加效果，但交叉排线注射治疗效果相对更加稳定。然而，代价是会对求美者的软组织造成更大的创伤（**图12.4**）。该程序将在一个网格中进行4~9次注射，可以是2cm×2cm或3cm×3cm的方式。注射部位在嘴角外侧，注射到嘴角纹和容量缺失区域。对皮肤消毒后将其捏紧，将整个针头刺入。针轴的一半应与嘴角纹的中心对齐。接着进行两次或三次平行的线性逆行注射，然后在同一区域与初次注射成90°角并重复注射。这将创建一个填充剂的交叉线，以增加该区域的容量和支撑。最后，用拇指轻轻按压该区域，以确保没有产生肿块。

丰唇术

丰唇最受欢迎的治疗方式之一是注射填充剂，尤其是在年轻女性中。在丰唇时，您需要将针头以20°左右角度刺入皮肤，以便使填充剂渗透到皮肤表层。通过在皮肤浅层进行注射，可以使嘴唇更加丰

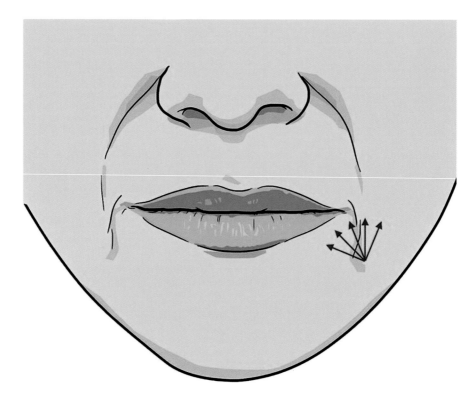

图 12.3 用于治疗嘴角纹的扇形注射技术

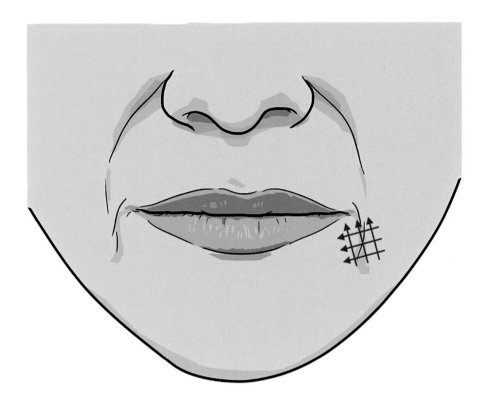

图 12.4　用于治疗嘴角纹的交叉排线注射技术

满，形状更好。然而，由于嘴唇上的软组织相对较少，因此这种注射方法可能会增加肿块形成的风险（图 12.5）。

随着实践的深入，您可以根据求美者对唇部填充剂的反应，以及在获得求美者所期望的美容效果的基础上，发展自己的丰唇风格。本章简要概述了安全有效的丰唇技术。

在开始进行丰唇术之前，请与求美者讨论他们所追求的唇部外观以及他们特别想改变的地方。丰唇不仅仅是为了让嘴唇变大，还可以修正不对称问题或改变嘴唇本身的形状。

在开始治疗前，您必须对求美者的嘴唇进行详细评估，不仅要检查禁忌证，还要确定是否能达到求美者期望的效果。如果求美者的嘴唇非常薄，那么不太可能通过一次治疗安全地实现丰满的效果。如果医生过于追求填充剂的用量，可能会导致某个区域过度填充，扭曲唇部的解剖结构，降低求美者的感知能力，或者使填充剂向上移位到唇红缘，使嘴唇看起来比之前更小。

最初，打下填充剂的基础是有益的，以作为进一步扩大的支持。在大多数求美者中，建议在丘比特弓的外侧和内侧注射 "M" 形填充剂，通过进行一系列线性逆行注射来实现。通常建议从上唇开始注射，因此，在第 1 次注射时，先将针头刺入唇缘下方的真皮层，距离丘比特弓的顶点大约 1 针的长度。在进行第 1 次线性逆行注射之前，从侧面推进针头，到达该侧丘比特弓的顶端（图 12.6）。

完成后，在另一侧进行同样的操作，并检查是否对称。为了增加丘比特弓中央部分的丰满度，应遵循同样的原则，但要从上唇中部的最低点开始注射，针尖再次位于该侧丘比特弓本身的顶端。请务必采用线性逆行技术进行注射，因为嘴唇内的栓塞不仅会导致产生不美观的肿块，而且还会增加血管堵塞和随后血管坏死的风险。

在注射丘比特弓后，您可以在上唇的两侧再进行一次线性逆行注射，从丘比特弓的顶端到嘴唇的干

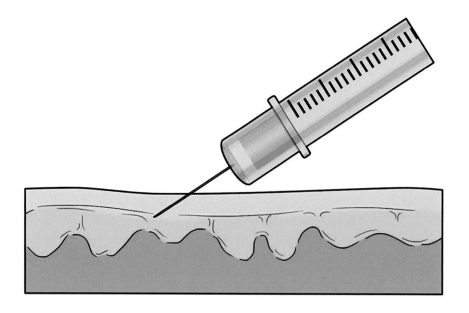

图 12.5　用于丰唇术时正确的进针角度

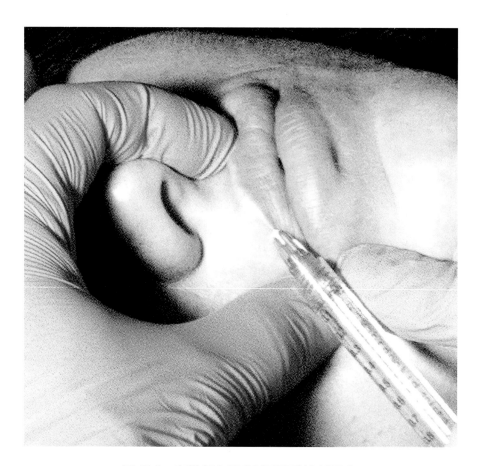

图 12.6　在进行丰唇术时正确的注射深度

湿交界约一半距离的水平方向进行注射。将针头从嘴唇的外侧刺入，再次注射唇缘下方，并将其插入针柄（如果有空间的话）。此步骤可以轻松地增加上唇的容量。要始终避免在嘴角插入针头或注射填充剂，因为在此区域存在唇动脉和唇静脉。在该区域内注射填充剂会对这些血管造成严重损伤，并导致产生局部血肿或填充剂引发的皮肤缺血性坏死，这是不能接受的。

在上唇基础注射完成后，对下唇进行 4 次注射：中间 2 次，两侧各 1 次（**图 12.7**）。但是，需要再次从两侧向内侧注射，对于中间部位的注射，一次从右到左，另一次从左到右，以减少侧面不对称的概率。在下面和上面的中间部位各注射一次，以确保在增加容量的同时不产生"鳟鱼嘴"的效果。

在完成基础注射工作后，与求美者进行客观评估。给他们一面手持镜子，让他们仔细观察您进行的唇部填充效果。向他们保证，您不会生气，也不是在寻求赞美，诚实的回答将使您能够继续进行手术，并使求美者更有可能获得他们期望的效果。这个基础将成为这位求美者未来整个唇部填充的基础，因此，请特别确认他们对您创造的唇形感到满意。请他们具体评价唇部的任何不对称或弯曲的问题，以便您立即进行矫正。在这一步中，您还需探讨求美者希望如何继续治疗，例如改变唇形或继续增加容量并进行进一步的填充。

与求美者讨论进一步的填充剂选择。大多数求美者会对他们所追求的外观有一个想法，同时也需要您的专业知识帮助他们获得所期望的美容效果，还要能够为他们想要的效果是否适合他们的面部来提供公正的建议。

扩唇

从侧面观察，您可以将嘴唇扩充到距离嘴角几毫米的位置，以降低求美者血管堵塞的风险。这会使嘴唇变宽，并产生一些求美者可能期望的"卷唇"效果。然而，请记住，如果求美者嘴唇垂直高度较

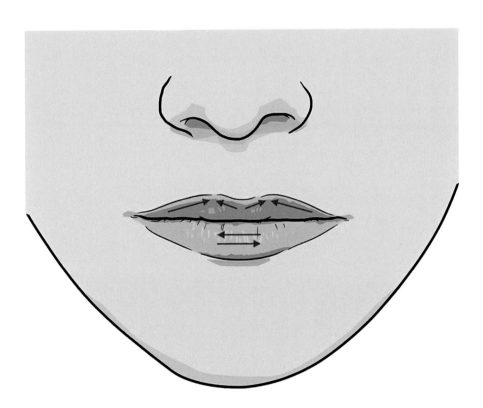

图 12.7　丰唇术的标准注射技术

小，那么过度的横向填充可能会使嘴巴看起来较宽，这可能不会带来理想的整体美容效果。对于具有鼻梁突出、高颧骨、宽下颌等明显特征的求美者，通常最可取的治疗方法是扩唇。然而，如果您要对一个五官比较精致的求美者进行扩唇，那么将会导致其唇部突出得不自然，削弱整个面部的美感（**图 12.8**）。

"娃娃唇"

"娃娃唇"这种方法最适用于面部特征柔和的求美者，这样可以避免使嘴唇成为焦点，并保持其面部结构的自然状态。在治疗这样的求美者时，尽量避免在口腔两侧的外侧 1/3 处进行注射。相反，可以采用上述的"M"形填充方法，在下方进行加固的横向侧面注射。对于下唇，可以进行 4 个平行且相邻的水平注射。这样，既可以增加容量，又不会使嘴唇变宽，并且在不影响求美者自然外观的情况下实现较好的填充效果（**图 12.9**）。

提升上唇

如果求美者想要提升上唇，那么您可以考虑在干湿唇交界处的上方进行两次注射，并将针头对准上方，接着进行线性逆行注射，最初注射在丘比特弓的顶部。通过这样的操作，可以提升整个上唇，而不

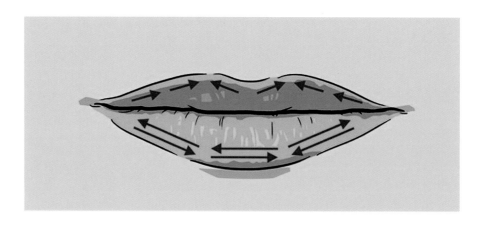

图 12.8　用于扩唇的注射技术

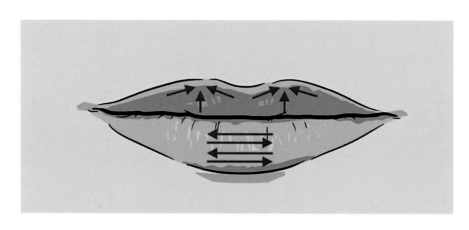

图 12.9　用于"娃娃唇"的注射技术

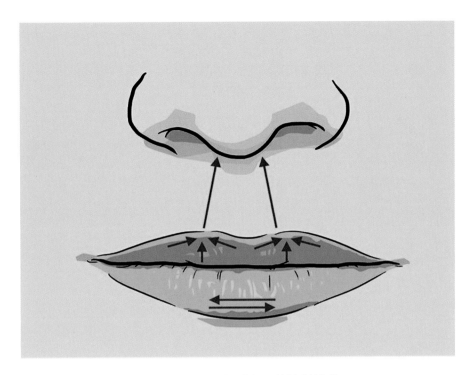

图 12.10 用于提升上唇的注射技术

会出现"香肠嘴"。为了获得更好的效果，可以在中线再注射两次，就像增加下唇容量时一样。如果操作正确，这应该会在上唇形成提升的效果（**图 12.10**）。

这项技术（以及前面讨论的"M"形基础）特别适用于上唇不清晰的求美者。在这种情况下，还需要考虑注射到人中隆起部位，以提升上唇并创建更明显的丘比特弓。如果您想注射到人中隆起部位，请将针头刺入它与唇部前褶皱相接的下方，并通过唇部的丘比特弓顶点，将针头全部插入并进行线性逆行注射。这个过程的正确注射深度与鼻唇沟相同，您应该能够看到针头的轮廓，但看不到灰色的部分。

薄嘴唇治疗

在开始注射前，您可能会发现为薄嘴唇的求美者进行丰唇是很困难的。如果一个唇部较薄的求美者来找您，希望治疗后嘴唇明显增大，那么就需要制订一个合理的前瞻性计划来实现他们期望的美容效果。告诉这些求美者，可能无法立即达到他们期望的效果，需要进行一系列的注射治疗，可能需要几个月的时间才能实现最终效果。

当治疗嘴唇较薄的求美者时，最好从 0.5mL 的中等黏度的填充剂开始。花点时间为丘比特弓创建一个"M"形基础，并进行相关的垂直和水平中线注射。然后对这些求美者进行 4 次标准的下唇注射。如果这次治疗后没有明显的美容效果，不要灰心，这是为下一次治疗做准备，所以必须这样做。

在这次治疗后 8～12 周安排与求美者复诊。此时，嘴唇组织应该已经适应了填充剂，同时保持理想的形状和唇红轮廓。当您见到他们并进行第 2 次治疗时，最多可以使用 1mL 的中等黏度的填充剂。在这种情况下，最好重复之前的注射，并考虑进一步进行横向注射。这种温和的注射方法有益于唇部组织，也会让您安全地创造出注射填充剂和增加容量的空间。

如果求美者仍想进一步扩唇或增加容量，那么在再次扩唇之前，至少要间隔 3 个月时间。如果您选择这样做，建议每次最多只注射 0.5mL 的透明质酸进行治疗。在一年内给药超过 2mL 会大大增加感染、唇部肿块和组织扭曲的风险。

脸颊填充

无论年轻的求美者希望改善颧骨轮廓还是老年求美者希望填补颧骨缺失的体积，脸颊填充都是一种常见的手术。相较于其他皮肤填充剂的注射方式，脸颊填充剂的使用方式略有不同，它与皮肤成 90° 角进行注射，类似于肉毒毒素注射。相比用于其他软组织的针头，用于丰脸颊的针头通常更长且直径更大，以便在骨膜上方注射黏性填充剂。对于任何有过面部创伤或做过面部手术的求美者都需要格外小心，因为这可能会扭曲上颌骨和颧骨的骨骼解剖结构，并导致肌肉、血管或神经解剖结构异常。如果您的求美者有颅面创伤或手术史，除非您有十足的把握不会无意中造成任何伤害，否则不建议进行脸颊填充治疗。

脸颊填充的第 1 步是评估求美者，以确保他们适合治疗。脸颊填充不仅可以恢复脸颊失去的容量，而且还可以减少眼袋或微笑时眼周皱纹的可见度。评估脸颊容量损失的一种快速而简单的方法是用食指从颧骨到鼻骨进行扫描。当您做这个动作时，皮肤出现褶皱，就表明了该区域的容量在减少。如果求美者希望进行颧部填充而没有容量损失，那么这个测试就没有用，并且不应该让他们进行填充治疗，因为这不符合他们治疗的最大利益。

如果您确定求美者适合治疗，就需要沿着眼下皮肤的轮廓向内侧画 1 条曲线，并从上鼻梁向外侧画出第 2 条直线。这两条线的交汇点应该是您第 1 次注射的位置。一旦您选择了注射部位，就要非常小心，因为如果不是直接在眶下切迹的顶部，平分线可能非常靠近。通过用手指触摸切口，确保您不会损伤或堵塞该区域。如果您要在眶下切迹处进行注射，那么建议您将针头横向移动几毫米。

注射填充剂时，将针头垂直于皮肤，用非惯用手固定皮肤。慢慢地将针头刺入骨膜水平，然后缩回 1~2mm。此时，您可以暂时停止固定皮肤，将注射器取出并保持针头位置 5s。大声数 5 个数是一个很好的做法，以免匆忙完成这一步骤。注射器回抽是这个过程中最重要的步骤之一，因为将黏性填充剂注射到动脉或静脉将会产生严重并发症。当您确定可以安全地进行注射时，然后将填充剂注射到该区域，该区域的标准剂量是 0.2mL。完成注射后，拔出针头，在这个部位用力按压几秒钟，以确保止血。第 2 个注射点将紧挨着第 1 个注射点的外侧，通常是一个手指宽的距离，而第 3 个也是最后一个注射点将在第 2 个注射点的上方，在颧骨上方。建议内侧注射量也为 0.2mL，最外侧注射量为 0.1mL。不要在脸颊填充的同时进行线性逆行注射，因为这不会增加容量，反而会增加肉芽肿或小结节形成的风险（图 12.11）。

完成一侧的治疗后，按照相同的方案治疗对侧。评估您治疗后的效果时，观察求美者的脸部，也可以让他们平躺，从头部向下观察。给求美者一个机会来评估治疗效果，并提供关于潜在不对称的反馈。如果发现脸颊存在不对称，可以用手指再次扫过脸颊，评估是否存在容量损失。在容量较小的一侧补充少量的填充剂，可以很容易地矫正不对称的问题。

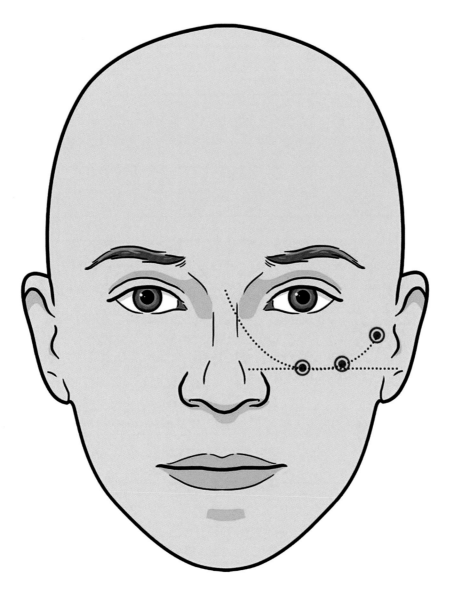

图 12.11　建议进行丰脸颊的注射部位

第 13 章　皮肤填充剂的并发症及处理

皮肤填充剂的并发症比肉毒毒素的并发症更广为人知。原因有很多：首先，截至本文撰写时，皮肤填充剂在英国并未被列为处方药，因此可能由未接受过医学培训的人来操作；其次，由于市场上填充剂种类繁多，缺乏经验的人很容易选错；最后，皮肤填充剂并发症更有可能导致不良事件的发生。因此，更容易引起新闻频道和社交媒体的关注。

为了便于参考，以下列出了一些常见的皮肤填充剂并发症：

缺血性坏死

缺血性坏死是指细胞因缺乏氧合血液而死亡的情况（**图 13.1**）。在整形皮肤填充方面，引发缺血性坏死的主要机制有两种：一种是直接将皮肤填充剂注射到动脉中引起的；另一种是对外部动脉施加的局部压力效应造成的。无论导致缺血性坏死的基本原因是什么，其后果往往具有毁灭性，因此需要迅速确定诊断并进行明确的治疗。

缺血性坏死的病理生理学机制

当一个细胞缺乏足够的氧气来维持细胞过程时，就被称为缺氧。氧气是通过氧化磷酸化合成三磷酸腺苷（ATP）所必需的，而 ATP 则提供了细胞所需的能量来驱动多个代谢途径。细胞缺乏足够的氧气来产生 ATP，也就意味着没有足够的能量来维持细胞的生存，细胞就会发生死亡。细胞缺氧死亡是一种被称为坏死的被动过程。坏死是完全不受细胞介质主动驱动或控制的。当细胞无法继续执行其必需的功能时，细胞膜就会变得不规则，形成气泡，最终破裂，细胞内成分释放到周围组织中。如果这是一个孤立的过程，那么对身体造成的损害就不会过于严重。然而，身体有一种保护机制，它加剧了局部坏死过程，以防止坏死细胞释放毒素造成系统性损伤。坏死区域周围的细胞，也就是所谓的半影区，将通过一个严格调控的过程（即细胞凋亡）进行自杀。细胞凋亡是一种有程序的细胞死亡方式，其目的是在坏死细胞团周围形成一道屏障，以防止潜在的细胞内有毒成分破坏大量周围组织。在细胞凋亡中，细胞会标记自身以被摧毁，并以一种受控的方式分裂为称作凋亡体的小囊泡。然后，这些凋亡体会被巨噬细胞吞噬和消化。

或许您对为什么需要详细了解缺血性坏死的背景感到好奇。然而，重要的是要认识到潜在的组织损伤区域不仅限于从阻塞的血管获得直接动脉供应的区域，而且还包括其周围的半影区。这种研究对于向求美者提供有关组织缺氧损伤的预后咨询非常重要。

危险区域

有 2 个主要的危险区域容易发生缺血性坏死：

眉间区：超过一半的缺血性坏死病例发生在眉间区。由于眉间区缺乏侧支循环供应，因此该区域

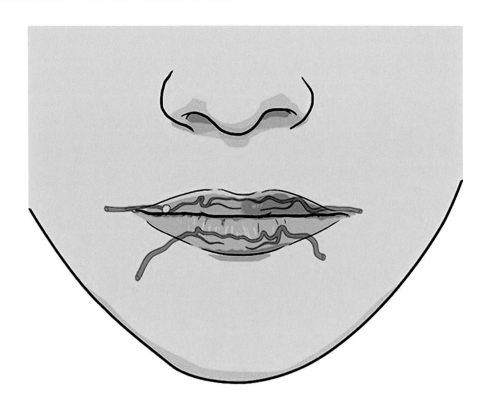

图 13.1　缺血性坏死示意图

发生缺血性坏死的风险较高。

鼻尖和鼻翼三角区：该区域仅由一条末端动脉供应，即角动脉，角动脉没有侧支血流且很容易被堵塞。更复杂的是，角动脉在鼻翼内部弯曲，所以很容易受到外部填充剂的压迫。

降低缺血性坏死的风险

降低缺血性坏死风险的最重要因素是了解您所治疗区域的相关局部解剖结构。如果您不确定局部血管和周围结构的大概分布，那么在进行任何治疗之前，请花时间阅读第 3 章或专门的解剖学教科书。

一个关键的因素是您的填充技术。不良的技术会增加所有并发症的发生概率，缺血性坏死也不例外。每当您在注射填充剂之前先抽吸注射器。当您抽吸注射器时出现血液闪回，那么您很可能是误注入了静脉或动脉内。在拔针之前重新定位针头，只有当您确信针头不在血管结构内时才能注射填充剂。也有一些证据表明，在注射时使用钝针套管会降低意外侵入血管的风险。然而，如果您更喜欢使用锐针技术，那么就请采取回抽方式来降低风险。不建议使用没有经过培训或自己不熟悉的方法，因为经验丰富的从业者在选择的常用技术上发生并发症的风险要小得多。

在注射填充剂时，要确保您的注射深度正确，并尽可能使用少量的填充剂以实现理想的美容效果。此外，要避免在易发生坏死的区域注射填充剂，以减少局部动脉压迫的可能性。含有肾上腺素的产品更容易发生缺血性坏死的可能，因为这些产品会导致局部血管收缩，从而导致组织缺氧。

最后，当您为求美者治疗时，请注意观察他们的面部，并留意疼痛加剧的细微迹象。询问他们治疗的感受，但要记住，治疗初期求美者已经被充分麻醉而没有任何感觉。如果求美者在治疗前接受了口腔阻滞麻醉，则这种风险更大，因为它提供了非常有效的局部麻醉。

最佳做法是在治疗结束后观察几分钟，检查是否出现苍白或变色的情况。

缺血性坏死的处理

缺血性坏死可发生在皮肤填充剂浸润的任何组织中。但是，正如前面所讨论的，尤其容易发生在眉肌上方和鼻翼附近的软组织。最初的一些症状是相对非特异性的，因此，在这种情况下，您必须依靠自己的临床判断。求美者可能出现的第一个症状是急性疼痛；然而，如前所述，如果治疗区域已经被充分麻醉，则可能不会察觉到这一点。与周围的皮肤相比，失去血管的组织几乎立即开始呈现出苍白，但这并不一定意味着缺血性坏死。注射后的短暂苍白可能是一种正常的现象，因此需要花时间观察组织几秒钟，以确定它们是否可以恢复正常颜色。如果不确定观察到的苍白情况，可以按压受影响区域并评估毛细血管的重新回流时间。正常情况下，回流时间应不到 2s，超过这个时间可能表明动脉供血不足，求美者确实存在缺血性坏死的风险。

随着组织内剩余的氧气被代谢掉，剩下的就是深蓝色的缺氧静脉血。随着组织坏死，它最终会变成灰色。一旦发生缺血性坏死，由于前面提到的病理生理学机制，会出现一个界限清晰的组织坏死区域，并出现一个低血清的边界。缺血性坏死区域呈现出"穿孔"的外观，就像组织被整齐地切割了一圈。最后，在最初损伤的几天到几周，组织将尝试通过初级愈合的过程进行修复，这是用于描述开放性伤口自行愈合的术语。

前面的过程是对发生缺血性坏死时可能看到的情况的简要概述。它很有可能使受影响的组织变成瘢痕或感染，以及给求美者带来非常不理想的美容效果。一旦组织开始出现这些变化，坏死和细胞凋亡的级联反应是不可避免的，因此，重要的是要注意早期迹象（如：毛细血管回血延迟、皮肤变白和最终变蓝），并准确有效地治疗求美者。在注射皮肤填充剂时，您应该随身携带一些药物，如：透明质酸酶、硝酸甘油和阿司匹林，以备不时之需。

透明质酸酶

透明质酸酶是一种能够溶解透明质酸的酶，透明质酸是大多数皮肤填充剂的主要成分。为了溶解皮肤填充剂，透明质酸酶需要直接注射到疑似缺乏动脉血供的区域。标准剂量为 200U。一些医生建议将其与利多卡因或生理盐水混合，以增加溶液的容积。用药后，应按摩该区域并观察 1h。如果没有改善，可以进行 3~4 个疗程的重复治疗。需要注意的是，大约每 1000 人中就有 1 人对透明质酸酶过敏，因此，在使用之前应进行皮肤测试，通过在皮肤中注射 4U 并观察 5min 来进行测试。如果皮肤出现小疱，则应怀疑对透明质酸酶过敏。即使没有明显的小疱，也请注意，透明质酸酶在皮下溶解后仍可能发生危及生命的过敏性休克反应。

硝酸甘油

目前，关于硝酸甘油膏的使用仍存在争议，因此，只有在您对自己的能力有信心并且相信它可能对求美者有益时才可以使用。硝酸甘油是一种重要的血管扩张剂，因此，您应该在求美者卧位时使用，以减少由于大脑或心脏供血不足而导致的昏厥风险。将少量硝酸甘油膏涂抹在患处可以扩张血管，并有望增加即将坏死区域的组织供血。建议求美者在接下来的几天内每天使用 2~3 次硝酸甘油，同时继续监测坏死情况。告知求美者头痛或头晕是硝酸甘油治疗的常见副作用，如果他们有任何明显的副作用，立即停止使用并与您联系。

阿司匹林

阿司匹林通过抑制血栓素 A2 的生成来阻止血小板聚集和血液凝固。因此，在即将发生缺血性坏死时，它是一种有用的紧急疗法，只要没有禁忌证，就应立即给求美者服用。目前建议求美者每天服用 300mL 阿司匹林，至少持续 7 天，同时等待您进行进一步的检查。也应告知求美者的全科医生您已经向求美者提供了这一建议，因为他们可能比您更了解求美者的病史和任何潜在的禁忌证。

后续治疗

一旦您进行了初步的紧急治疗，那么您有责任每天对求美者进行随访，以便最大限度地预防任何缺血性坏死区域的形成。强烈建议，如果求美者疑似发生缺血性坏死症状恶化的情况，尽管您已经尽了最大努力，也要立即将其转诊到医院。如果在每日检查中他们的症状没有改善或加重，则必须紧急给他们安排经验丰富的整形外科或颌面外科医生进行手术干预。如果坏死区域继续发展，就会形成一个巨大的动脉溃疡，并存在很大的感染和结疤的风险。当转诊求美者时，请写一封信，详细说明治疗日期、使用的产品和使用的剂量，以及您目前所采取的治疗措施。

静脉阻塞

除了动脉，还有其他易受皮肤填充剂治疗影响而受损或阻塞的血管结构，如：面部静脉。面部静脉通常是相对较薄的浅层血管，因此更容易被填充剂阻塞。静脉的功能是将脱氧血液从组织中排出，因此受到静脉阻塞影响的区域可能不会直接发生缺血性坏死，而是会出现含氧血液不断流入而无法充分排出缺氧血液的情况。可以想象一下，一个装满水的气球，水不断流入，但没有明确的出口。随着压力的增加，气球会开始被拉伸以平衡这种情况，并在压力过大时破裂。在进行皮肤填充剂注射时，逐渐增加的压力概念也适用于真皮和表皮组织。

静脉阻塞的病理生理学机制

如前面的例子所述，静脉阻塞会导致血液在缺乏静脉排泄的区域不断积聚。表皮、真皮、皮下组织和肌肉具有弹性，在急性期能够承受和适应这种增加的压力。求美者最初可能没有症状，然而，随着时间的推移（通常是几小时），他们可能会感觉到阻塞区域的钝痛，由于留存的血液量增加而呈现红色或蓝色。尽管最初可能不明显，在微观层面上，由于压力的增加，局部组织可能会受到损伤，尤其是对于较脆弱的结构，如：神经、汗腺和毛囊。随着病情的发展，较强的结构（即动脉和小动脉）也会受到压迫，这增加了求美者发生延迟性缺血性坏死的风险，与动脉血管坏死的病理生理学机制相似（**图 13.2**）。

在静脉阻塞发生后的最初几小时内，求美者可能会注意到与钝痛相关的进行性肿胀区域。他们还可能出现可观察到的红色或蓝色的无痛性肿胀，这是与动脉阻塞相鉴别的一个关键因素，因为后者通常伴有明显的疼痛。随着静脉阻塞的进一步发展，局部组织将进一步受损，并出现阻塞事件的后期症状，如：由于局部创伤和动脉阻塞造成的缺氧而导致水疱、脓疱形成和组织坏死。

降低静脉阻塞的风险

降低静脉阻塞的风险与动脉阻塞相似，对于静脉注射，降低风险的方法包括：了解局部解剖学，使用最少量的填充剂以获得同样的美容效果，并在注射前回抽。如需了解更深入的讨论，参考关于缺血性坏死风险的相关章节。

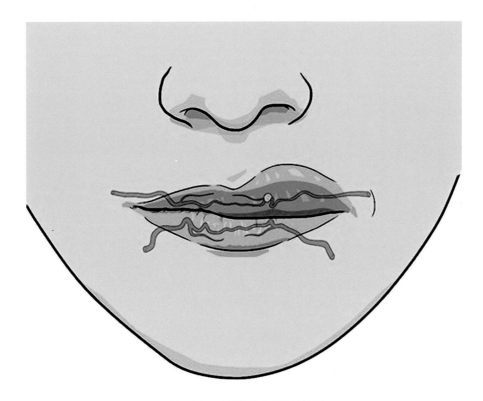

图 13.2　静脉阻塞的示意图

静脉阻塞的处理

静脉阻塞的处理方法与即将发生的缺血性坏死的处理方法基本相同。需要注意的是，您可能无法识别急性期静脉阻塞，因为症状可能需要几小时才能出现，因此，我们强烈建议提醒求美者注意静脉阻塞的潜在体征和症状，如：持续的嘴唇肿胀、变色和钝痛（也可能是无痛的）。

与动脉阻塞相比，处理静脉阻塞的另一种策略是缓解静脉排泄障碍引起的局部压力效应。由于组织中充满了未排出的血液，这对局部组织的动脉和神经造成了压迫，可能会造成灾难性的后果。因此，作为一种紧急措施，可以通过手术打开血栓区域（或尝试引流），以减轻局部组织内的压力增加。这并不是一种明确的治疗方法，但它可能降低由静脉阻塞引起的局部筋膜室综合征的发生概率。

如果求美者后续出现这些症状并联系您，请安排紧急复查。最好在紧急情况或并发症出现时对求美者进行检查。如果您身体不适导致无法检查，请立即安排他们去咨询有经验的美容医生或整形外科医生。不要依赖他们来做出这些安排，因为他们可能已经很痛苦，并且完全不了解情况的严重性。

术后感染

有多种因素可能导致求美者发生术后感染，这些因素彼此密切相关，从而增加了总体感染的风险。在治疗求美者时，需要综合考虑局部微生物群、手术技术，以及求美者的免疫能力等关键因素。为了最大限度地降低求美者出现严重感染的可能性，请在治疗过程中牢记这 3 个方面，并采取相应措施以减少潜在的毁容性感染的风险。

皮肤共生菌群

我们的皮肤寄居着数百万个细菌（**表 13.1**），它们一般不会给我们带来任何麻烦。自然生活在我们身上（或体内）且不会对我们造成伤害的细菌被称为共生菌。这些微生物在消化等正常生理功能中发挥着关键作用，并与可能导致疾病的"坏"细菌竞争。生长在皮肤上的菌群因我们身体的部位不同而不同，就像在北极的永久冻土和巴西的热带雨林中发现不同的动物物种一样。我们不会过多地关注在我们的脚趾间爬行的共生菌（如：真菌、白色念珠菌），因为我们不太可能在该区域注射皮肤填充剂或肉毒毒素。值得了解的是在面部和口腔内发现的更常见的细菌，因为这些是您在进行美容治疗时更有可能接触到的细菌。关于面部的治疗，影响这里皮肤微生物群的一个关键特征是相对较高密度的皮脂腺，它有助于亲脂微生物的生长，如：丙酸杆菌和马拉色菌。

金黄色葡萄球菌和铜绿假单胞菌，只是我们皮肤上存在的众多细菌中的两个。除非它们进入表皮层，否则这些细菌对人体并不会造成伤害。然而，皮肤注射填充剂带来的主要感染风险在于我们故意通过针刺破皮肤进行美容，这意味着直接将皮肤填充剂和细菌引入皮下组织中。

一旦在皮肤内发现细菌，我们的免疫系统就会将它们识别为外来细胞，因为在真核细胞内通常不会发现蛋白质和代谢物。一旦发生这种情况，白细胞就会引发局部的炎症反应，其临床表现是疼痛、发热、肿胀和红斑，人们很容易将这些症状误认为是感染。

表 13.1　皮肤共生菌群

菌群种类	概率
表皮葡萄球菌	常见
棒状杆菌属	很常见
约翰逊不动杆菌	很常见
痤疮丙酸杆菌	很常见
轻链球菌	很常见
金黄色葡萄球菌	相对罕见
沃氏葡萄球菌	相对罕见
铜绿假单胞菌	相对罕见
化脓性链球菌	相对罕见

风险因素

术后感染有两个主要因素：一个是在我们的软组织中发现的病原体；另一个是可能使他们更容易受到感染的求美者因素。风险因素可以分为局部感染因素和系统性感染风险因素。

关于病原体，要考虑它们引起感染机会的两个关键因素：

（1）病原体接种量。
（2）病原体本身的毒性。

简单来说，如果您引入了大量特别具有攻击性的病原体，那么与您注射少量的良性微生物相比，更有可能引起感染。因此，对于局部感染（或潜在感染），皮肤填充剂注射有几个禁忌证，可分为以下3类：

（1）注射部位存在活动性皮肤感染，如：唇疱疹、疣、蜂窝织炎。

（2）注射部位存在局部活动性感染，如：牙脓肿、鼻腔感染、感染性鼻窦炎、扁桃体炎、耳部感染等。

（3）存在全身性活动性感染，如：胃肠炎、下呼吸道感染、腺热、肺结核等。

这些禁忌证中的任何一种都可以进一步分为细菌、病毒和真菌感染，每一种都有自己的临床表现、生物学特征和治疗策略。

细菌性皮肤感染

细菌性皮肤感染非常普遍，大约每 50 人中就有 1 人在一生中的某个阶段受到影响。细菌感染的发生通常经历 3 个不同的阶段：

（1）细菌与宿主细胞的黏附。

（2）细菌对组织的侵袭。

（3）细菌毒素的释放。

在这 3 个过程中，可以说细菌毒素的释放对细菌感染的临床后遗症影响最大。细菌毒素根据其作用机制可分为内毒素和外毒素。内毒素是经常出现在革兰阴性细菌（如：铜绿假单胞菌）的细胞壁内的脂多糖链，并且在小体积中，它们通过作为有效的化学引诱剂和 T 淋巴细胞激活的刺激剂而有益于免疫系统。如果这些脂多糖大量存在，无论是特别强的菌株还是大量的细菌负荷，都可能导致免疫和炎症反应的过度刺激。大量炎症反应的后果包括败血症休克、弥散性血管内凝血和急性呼吸窘迫综合征。外毒素是细菌分泌的蛋白质，旨在通过中断的酶反应、细胞失调或孔隙形成等过程造成组织损伤或破坏。这 3 个过程的总体目标都是相同的：细胞死亡。外毒素诱导细胞裂解是细菌发展的一种进化功能，目的是在宿主体内开辟一个适宜的环境，以便进一步繁殖。一种令人特别讨厌的外毒素是超级抗原，如：金黄色葡萄球菌和化脓性链球菌等细菌分泌。这些抗原与 T 淋巴细胞受体结合，刺激产生大量的和调节不良的炎症反应。后果是导致严重的组织坏死，从而帮助细菌在宿主体内建立一个新的家园。超抗原的分泌被认为是发展和诱发中毒性休克综合征的关键因素。

机体对细菌感染会引发炎症反应，其主要目的是破坏感染源并促进受损组织的修复。炎症组织的血流减少，以便增加氧气和淋巴细胞的输送，同时加强静脉引流以清除有毒的代谢产物。感染区域会释放细胞因子吸引淋巴细胞聚集，这些淋巴细胞会攻击细菌，细菌被吞噬细胞吞噬并消化。免疫细胞释放的细胞因子，如：肿瘤坏死因子（TNF）和白细胞介素 1 和 6，是导致发热的媒介物，旨在破坏细菌的酶促反应，并促使细菌死亡。

表 13.2 列出了影响面部的常见细菌感染、病原体和潜在的治疗方案：

表 13.2　常见的面部细菌性皮肤感染

疾病	致病菌	临床表现	治疗
脓疱疮	金黄色葡萄球菌 化脓性链球菌	常见于儿童，高度传染性，黄色，可能是瘙痒的结痂性皮损，也可能是大疱，主要由金黄色葡萄球菌引起的，大疱破裂，露出棕色的结痂	如果范围较小，通常用局部的夫西地酸或莫匹罗星治疗，较大的区域通常口服抗生素治疗，如：氟氯西林或红霉素

疾病	致病菌	临床表现	治疗
蜂窝织炎	金黄色葡萄球菌 化脓性链球菌	蔓延、温暖、红斑区域，触感柔软，可能全身不适	通常需要抗生素治疗，如果稳定或全身不适时静脉注射。常见的一线抗生素如：氟氯西林或红霉素
丹毒	化脓性链球菌	发热，僵直，全身不适，体表红斑迅速蔓延，边缘明显隆起，可能会渗出严重的液体，但不是脓液，可能出现橘色斑点，严重的感染可能有带状疱疹或水疱样外观	通常需要抗生素治疗，如果稳定或全身不适时静脉注射，常见的一线抗生素如：氟氯西林或红霉素
疖 / 痈	可为任何皮肤共生菌，常为葡萄球菌属	触感柔软、疼痛、红斑肿块，经常出现在毛发较多 / 剃光的部位，求美者通常全身健康	经常切开和引流即可，只有在感染或全身不适时才建议使用抗生素
毛囊炎	金黄色葡萄球菌 铜绿假单胞菌	在潮湿、多毛的部位出现成片的脓疱，可能伴有疼痛或瘙痒感，可能与使用热浴盆 / 桑拿有关	通常不需要治疗，如果有症状，可考虑局部使用夫西地酸或莫匹罗星

病毒性皮肤感染

病毒性皮肤感染与细菌性皮肤感染相似，常始于皮肤损伤，如：小擦伤或切口。然而，病毒感染与细菌感染的主要区别在于，病毒需要依赖宿主细胞进行寄生生活。如果宿主细胞没有被感染，病毒无法生存。病毒进入宿主细胞的方式有 3 种：与宿主细胞的质膜融合、被内吞或直接将病毒衣壳或基因组注射到宿主细胞中。一旦病毒成功侵入宿主细胞，它会利用细胞的复制机制来复制自身。在病毒复制过程中，宿主细胞通常会死亡，并释放大量的新病毒到周围环境中，以传播感染。

当感染发生时，我们的身体为了阻止病毒感染的进展，通常会进化出多种复杂的机制。对抗病毒感染的一个重要的先天防御机制是 RNA 干扰。由于病毒利用宿主细胞的复制机制进行繁殖，细胞可以利用一种被称为 RNA 诱导的沉默复合物的复杂蛋白质来切割新合成的病毒 mRNA，并阻止病毒基因组的翻译。适应性免疫是针对病毒感染的另一个重要防御过程，它包括产生抗体以结合和抑制病毒入侵者。在感染急性期，会产生 IgM 抗体，而 IgG 抗体则赋予终身对特定病原体的免疫。适应性免疫的细胞成分涉及细胞毒性 T 淋巴细胞等细胞系，它们通过识别病毒抗原并结合被感染的细胞表面，释放细胞毒素如穿孔素、颗粒酶和颗粒蛋白等，以杀死被感染的细胞。这些细胞毒素诱导细胞死亡，旨在通过终止感染的宿主细胞来消灭病毒。

有几种病毒性皮肤感染，但唯一可能对您的美容治疗产生影响的是单纯疱疹病毒（HSV）。该病毒会引起唇疱疹，俗称"嘴唇疱疹"。HSV 是一种极具传染性的病原体，常通过与携带病毒的人密切接触或通过黏膜、口腔或生殖器分泌物在人与人之间传播。该病毒表现为表皮内非常柔软的水疱，经常在发病后 2 ~ 3 天破裂并结痂，之后出现持续性的溃疡、水疱或结痂。发病后症状通常在两周内消退，但病毒并未从体内根除，而是潜伏在三叉神经的神经节内。感染 HSV 的求美者可能会因日晒、月经、局部创伤、疾病和压力而出现反复发作。由于唇疱疹会影响 1/4 ~ 1/3 的年轻人，而压力或局部创伤也会导致唇疱疹的发作，因此在丰唇术中应该重点考虑这一因素。要特别询问求美者是否有唇疱疹病史或他们最近是否与唇疱疹患者有过密切接触。告知求美者继续进行治疗可能会导致唇疱疹复发。然而，需要注意的是，大多数情况不需要任何特殊治疗，可以精心地护理。静脉注射抗病毒药物通常只用于有全身性疱疹感染的求美者，然而，一些医生建议口服或局部使用阿昔洛韦治疗有唇疱疹史的求美者，以防止复发。

真菌性皮肤感染

真菌性皮肤感染是比较常见的；但对面部皮肤的影响相对较少。大多数真菌喜欢温暖潮湿的环境，如：口腔黏膜或腹股沟的褶皱处。真菌感染就其深度可分为影响表皮或毛发的浅层真菌病、深层表皮和毛囊或指甲的皮肤真菌病，以及脂肪、肌肉和筋膜的皮下真菌病。表皮和皮肤真菌病是迄今为止这3种分类中最常见的。全身性真菌感染很少见，除非一个人免疫力低下，我们将在本章后面更详细地介绍。真菌感染的其他重要风险因素包括卫生条件差、黏膜屏障受损和近期使用过抗生素。

真菌是非常有趣的微生物，因为它们表现出动物和植物细胞的微观特征（如：细胞核和细胞壁的膜结构），并因此有了自己的分类领域。最常见的真菌种类是曲霉菌和白色念珠菌，尽管它们是公认的共生生物，但它们也可能引发严重感染，曲霉菌引起的曲霉病和白色念珠菌引发的鹅口疮是其中两种常见疾病。

皮肤癣是真菌性皮肤感染最常见的原因，它们包括毛癣菌和小孢子菌等病原体，引发头癣和面部癣等疾病。除了皮癣菌，球形马拉色菌和白色念珠菌等非皮癣菌也可以引起花斑癣和皮肤念珠菌等疾病。

皮肤癣感染通常表现为不对称的红斑，有鳞片状、界限清晰的斑块，可能会伴有瘙痒的症状。求美者会告诉您，这些斑块生长缓慢，并呈现红斑鳞片环。如果有一个相对完好保存的中心区域存在，这是正常的，请不要感到惊讶。在受皮癣菌感染的部位，可能会有相关的明确的斑片状脱发，这经常令求美者感到沮丧，这也是正常的反应。这些感染通常可以通过使用局部抗真菌药物（如：复方酮康唑乳膏）来进行治疗。

发生感染的求美者因素

我们的身体几乎一直处于机会性病原体的攻击之下，这些病原体有可能给我们带来严重的伤害。幸运的是，为了对抗这种伤害，我们有自己的免疫系统，它由非特异性的、原始的、不准确的先天免疫和更精细的、有针对性的适应性免疫组成。这两个系统相互配合，帮助预防传染病的发生。

先天免疫：皮肤、黏膜和体液

先天免疫是人体抵抗外部病原体的第一道防线。这不是一个精确的过程，不能识别特定的病原体进行有针对性的破坏。先天免疫系统的组成部分包括由皮肤和黏膜提供的化学和物理屏障及内部防御如抗微生物物质、细胞如自然杀伤细胞和吞噬细胞，以及由炎症和发热组成的炎症反应。

身体对外部病原体的主要防御是皮肤和黏膜，它们提供物理和化学屏障，阻止微生物进入并引起疾病。表皮坚硬且紧密结合的角质外层为外来细胞提供了严格的机械屏障，并定期脱落角质细胞以清除表面微生物。细菌、病毒或真菌极不可能穿透免疫功能正常的人的表皮层，除非表皮层因皮肤烧伤或割伤而受损。

在人体内部，黏膜内的上皮细胞分泌黏液，这是一种具有润滑和滋润体腔表面作用的黏性物质。由于黏液既厚又黏稠，它还可以捕获病原体，阻止它们入侵。在呼吸道内，这些上皮组织有特殊的突起，叫作纤毛，它们在远离肺部的地方持续地、一致地跳动，将黏液从下呼吸道转移到口腔，在口腔中可以通过咳嗽或打喷嚏排出或吞下并由胃消化。这一过程旨在消灭潜在的有害微生物。然而，它可能无意中提供了一种通过气溶胶飞沫导致疾病进展的方法。需要注意的是，某些疾病会导致黏液和纤毛功能受损，即囊性纤维化（导致黏液分泌过厚）和以纤毛运动失调为特征的 Kartagener 综合征。

除了黏液外，还有一些重要的体液可以保护身体免受感染：

- 泪腺分泌的眼泪既能稀释微生物，又含有一种名为溶菌酶的酶，可以溶解细菌的细胞壁。
- 唾液，可清洗口腔中的细菌并保持正常的 pH。
- 尿液，排出泌尿道中的细菌。
- 皮脂，由皮肤中的皮脂腺产生，抑制某些细菌和真菌的生长。
- 胃酸，由胃壁细胞产生，维持酸性环境，使大多数微生物群无法生存。
- 阴道分泌物，防止上皮组织破裂，排出细菌。

然而，需要注意的是，大多数液体分泌物只有在持续流动时才能提供免疫力。前面提到的任何体液停止分泌都会使它们的免疫功能失效，并为细菌或真菌提供潜在的生存空间。

先天免疫：内部抗微生物策略

如果微生物突破了身体的外部屏障，先天免疫系统的下一道防线就会被激活。这方面的先天免疫系统的功能是多样的、复杂的和非常有效的。内部抗微生物策略包括抗微生物物质的产生、先天免疫细胞、炎症和发热。

抗微生物物质

有内部微生物防御涉及 4 种关键的抗微生物物质：干扰素、补体蛋白、铁结合蛋白和抗菌蛋白。干扰素（IFN）是淋巴细胞、巨噬细胞和成纤维细胞在感染了细胞内病原体（如：病毒）后所表达的信号蛋白。这些细胞通过干扰素的表达来标记自然杀伤细胞和巨噬细胞的破坏，并作为早期预警系统告知附近细胞微生物攻击正在进行中。干扰素的表达使局部细胞能够采取一些措施来防止病毒复制，如：生产破坏 RNA 或抑制蛋白质合成的酶。干扰素产生的第一步是由称为模式识别受体的特殊蛋白质识别外来分子，如：病毒 RNA 或细菌内毒素。一旦被激活，这些受体会启动干扰素（IFN-α、IFN-γ 和 NF-Kβ）的产生，通过下游信号传导途径调节转录因子（如：信号转导与激活转录复合物 STAT），从而增强免疫反应。STAT 复合物通过上调参与免疫系统的某些基因来扩大免疫反应，随后产生更多的抗微生物蛋白。干扰素的功能还包括上调主要组织相容性复合物（MHC），增加病毒蛋白对细胞毒性和辅助 T 淋巴细胞的暴露，以提高对感染细胞的识别和促炎细胞因子的产生，并直接激活自然杀伤细胞和巨噬细胞。

补体系统由大约 30 种蛋白质组成，这些蛋白质由肝脏合成，并永久循环于血浆中。当微生物抗原刺激补体蛋白时，会引发一系列事件，旨在通过吞噬作用、细胞溶解和炎症等方式破坏病原体。吞噬作用是通过一种被称为调理作用的过程触发的，其中利用调理素蛋白标记被感染或死亡的细胞以进行吞噬。细胞溶解是通过膜攻击复合物（MAC）的形成实现的，该复合物有效地在细菌的质膜上打孔，导致细菌因细胞外液体的涌入而破裂。最后，补体蛋白与肥大细胞的结合刺激了炎症，促使它们分泌组胺，从而增加血管的通透性，使免疫系统的细胞外渗并到达目标区域。

补体蛋白激活的级联性质允许信号快速放大，因此微量的病原体材料就能引发大规模且协调的免疫反应。补体级联途径有 3 种主要的激活方式：

(1) 当 IgG 或 IgM 抗体与微生物抗原结合并形成复合物时，产生吞噬作用、细胞溶解和炎症等反应。
(2) 替代途径不依赖于抗体，而是由微生物表面的脂质 - 碳水化合物复合物之间的相互作用来触发的。
(3) 凝集素途径是由巨噬细胞消化微生物并释放刺激肝脏产生凝集素蛋白的化学物质启动的，这些蛋白质能够结合微生物表面的碳水化合物。

上述 3 种途径都可以启动补体级联。然而，它们不是独立的实体，在对感染的免疫反应的不同阶段，这三者会相互独立地被激活。

铁结合蛋白直接通过减少可用的铁元素来抑制细菌生长，其中包括转铁蛋白、乳铁蛋白、铁蛋白和血红蛋白。因此，铁蛋白可能被视为急性期蛋白，当出现急性感染时，循环中的铁蛋白水平会高于预期。几乎所有已知的人类病原体都需要铁元素发挥细胞功能，例如 DNA 复制和呼吸等。关于这一点，人体已经进化出紧密调节自由可用铁量的机制，以便剥夺病原体生存的必备条件。铁调节中的一个关键分子是铁调素，其通过防止铁从胞内储存释放到全身循环中而发挥作用，这是通过铁外运通道 ferroportin 实现的。通过将铁保持在细胞内，细菌就无法获得它，其细胞过程就会受到抑制。

抗菌肽（AMP）是一种具有广泛抗菌活性的短肽，一些具有毒性，另一些则吸引树突和肥大细胞来增强免疫反应。这些多肽在真核和原核细胞中都是古老而保存完好的。其中一种特别重要且被广泛研究的 AMP 家族是防御素，它们由上皮细胞和白细胞表达，在母乳中也存在，并在新生儿免疫中发挥关键作用。防御素通过对离子如 Ca^{2+} 和 Mg^{2+} 等具有更高亲和力来改变细菌细胞膜上的离子梯度，从而导致膜不稳定、孔复合物形成、膜去极化和最终的细胞溶解。

自然杀伤细胞和吞噬细胞

这些细胞系提供一种非特异性的细胞介导的防御方式，用于对抗微生物病原体。它们可以在血浆中循环，也可以在脾脏、红骨髓和淋巴结中发现它们。自然杀伤细胞（NK 细胞）可以攻击大量的感染人类的细胞系和癌变细胞，只要这些细胞表达了被识别为目标的蛋白信号分子。一旦 NK 细胞与靶向细胞结合，就会释放细胞毒性物质来破坏它们。这些物质包括穿孔素蛋白，其插到负责细胞质和局部环境之间的细胞质膜上，形成通道（穿孔素的名称来源于它们的功能——穿孔细胞膜）。穿孔素蛋白创建的孔隙让细胞外液流入细胞内，由于渗透压的差异，最后这些细胞充满了细胞外液而破裂。NK 细胞采用的另一种细胞破坏方法是通过使用一种名为颗粒酶的酶家族。颗粒酶破坏细胞内蛋白质，迫使宿主细胞因细胞代谢紊乱而发生凋亡。NK 细胞是一种钝器，其功能存在进化缺陷，它们实际上并不能杀死宿主细胞内的细菌，只是夺走细菌所寄生的宿主。尽管一些细菌将不可避免地被细胞溶解损坏，但更多的细菌将无损地释放到局部环境中。幸运的是，先天免疫拥有备用计划来解决这个问题，即另一种专门的细胞系——吞噬细胞。

吞噬细胞是一个由巨噬细胞和中性粒细胞组成的细胞家族，它们的主要功能是吞噬和消化微生物与细胞碎片。通过消化不需要的细胞和碎片，可以净化周围的环境，从而根除感染促进伤口愈合。感染引起细胞因子释放，细胞因子将吞噬细胞吸引到受感染部位。当它们迁移时，巨噬细胞会分化并改变它们的行为，一些成为游走型巨噬细胞会变得更大，并开始寻找病原体和有毒碎片，而另一些巨噬细胞会成为定位巨噬细胞，守卫在特定组织内，以预测任何潜在的感染传播。如前所述，巨噬细胞除了直接清除感染部位的有害病原体和物质外，还在介导炎症和伤口愈合方面发挥关键作用。

适应性免疫

先天免疫系统是一种古老而有效的防御机制，可以保护我们免受潜在的危及生命的疾病。然而，正如前面所讨论的，它充其量只是一种钝器。先天免疫系统的一个主要缺陷是，它不会随着连续接触病毒而有所改善。简单地说，无论面对同一病原体多少次，它都会产生几乎相同的反应。然而，适应性免疫系统要聪明得多，它将学会识别病原体并精确地瞄准它们，从而有效地防止它们对我们造成严重伤害。在适应性免疫系统中有 2 个关键的防御途径，即细胞介导的免疫和抗体介导的免疫，这是 2 个复杂且相互关联的途径，能够协同作战，有效地对抗病原生物。

细胞介导的免疫对细胞内病原体、癌症和寄生虫非常有效。它由 T 淋巴细胞和 B 淋巴细胞这 2 个主要细胞系组成，它们的名称中的字母决定了它们成熟的位置——T 淋巴细胞（包括辅助 T 细胞和 T 杀伤细胞）在胸腺中成熟，而 B 淋巴细胞则在红骨髓中成熟。成熟过程中的一个关键步骤是发育成为抗原受体的质膜蛋白，以识别特定的抗原并进行有针对性的攻击。通过成熟过程，这些细胞能够发展免疫功能，即在无意间攻击自身细胞的情况下，保护我们免受感染，并利用它们的细胞毒性介质进行攻击。

当我们出生时，由于没有接触到病原体抗原，所以我们的适应性免疫系统相对较弱。当我们持续接触到抗原，抗原就会传递给 T 淋巴细胞和 B 淋巴细胞，使它们能够识别出抗原的危害。然后这些细胞进行复制形成一支经过特殊训练的淋巴细胞"军队"，能够识别并消灭入侵的微生物。一些细胞留在胸腺和红骨髓中（分别为记忆性 T 淋巴细胞和 B 淋巴细胞），其功能是教育未经过训练的淋巴细胞识别这些特定的病原体，以便在将来进行攻击（**图 13.3**）。

大多数 T 淋巴细胞在大部分时间内都处于不活跃状态，在血浆中漂浮，等待微生物入侵。为了避免被意外激活，这些细胞需要 2 个单独的刺激才能发生激活。第 1 个刺激通常是抗原与 T 细胞受体的结合，而第 2 个刺激则是一种促炎症因子向它们发出攻击的"绿灯"。通过长时间的休眠状态，可以减少对我们自身组织的意外损伤，并延长 T 淋巴细胞的寿命，在需要的时候，T 淋巴细胞更有可能大量出现。

细胞毒性 T 淋巴细胞可以被认为是免疫系统中的杀手。一旦被激活，它们将瞄准并摧毁被特定病原体感染的细胞。与之前讨论的 NK 细胞可以靶向广泛感染细胞不同，细胞毒性 T 淋巴细胞只会攻击其识别到的受感染细胞。它们破坏感染细胞的方法与 NK 细胞类似，通过插入穿孔蛋白并释放有毒化学物质如颗粒溶素和淋巴毒素，诱导靶细胞内的细胞凋亡。为了确保有害抗原和逃逸的微生物不在其他地方肆虐，细胞毒性 T 淋巴细胞会分泌 IFN-γ，它吸引并激活吞噬细胞和巨噬细胞迁移因子，使它们留在感染部位，以提供保护。

抗体介导的免疫主要由 B 淋巴细胞调控。如果我们将 NK 细胞、吞噬细胞和 T 淋巴细胞视为免疫系统的前线士兵，那么将 B 淋巴细胞视为协调和放大攻击本身的指挥官是非常合适的。当微生物入侵我们的身体时，前线细胞迅速前往感染部位开始抵抗，而 B 淋巴细胞则留在淋巴器官内，等待特定抗原的激活。当抗原到达 B 淋巴细胞时，它们在附近的辅助 T 淋巴细胞的促进下被吸收和处理。一旦它们吸收和处理了抗原（在辅助 T 淋巴细胞的共同刺激下），B 淋巴细胞就变得活跃并分化为浆细胞和记忆 B 淋巴细胞。浆细胞在激活后的 5 天内会分泌数百万种针对相关抗原的特异性抗体，之后它们就会死亡，

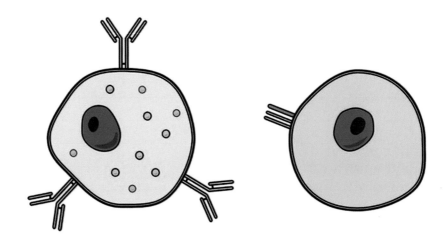

图 13.3　T 淋巴细胞（左）和 B 淋巴细胞（右）的示意图

而记忆 B 淋巴细胞则留在红骨髓中，如果有同一病原体再次感染，它们可以分化成新的浆细胞和记忆 B 淋巴细胞。

抗体通过一系列独立的功能来帮助免疫反应：

- 通过与抗原和细菌毒素结合并使其失去活性来中和它们。它们在抑制病毒附着于宿主细胞方面也提供了一定的保护。
- 通过一种叫作凝集的过程将多种抗原黏在一起，形成一团易被吞噬的无活性抗原。
- 通过充当细胞信号分子刺激吞噬作用来提高吞噬细胞的活性。
- 激活补体级联。
- 攻击细菌的纤毛和鞭毛，使它们固定不动，从而阻止其传播，使其更容易被消灭。

免疫缺陷疾病

决定求美者手术后是否感染的主要因素是他们的免疫状态。一个人的免疫系统变弱主要有 2 种原因。一种通常是由于原发性免疫缺陷疾病（一种遗传疾病）或继发性免疫缺陷疾病。另一种是获得性疾病，可能由白血病等疾病引起，或因为抑制求美者免疫系统而使用的免疫抑制药物，如：炎症性关节炎求美者使用类固醇。

原发性免疫缺陷疾病

原发性免疫缺陷疾病（PID）是由基因突变引起的，从出生起就存在。截至本书撰写时，共有 300 多种公认的 PID，发病率为 1/1200 ~ 1/500。人类免疫系统是一个多方面的复杂系统，导致 PID 的基因突变可以影响产生适当免疫应答的任何步骤，包括先天性免疫系统和适应性免疫系统。**表 13.3** 列出了一些较常见的 PID，以及它们影响的免疫系统的区域：

表 13.3　原发性免疫缺陷疾病

条件	突变	对免疫力的影响
选择性 IgA 缺陷	第 6、14 和 18 号染色体的突变	B 淋巴细胞不能产生 IgA，导致黏膜免疫受损
常见变异性免疫缺陷	知之甚少。被认为是 ICOS、TACI、CD 19/20/21/80 和 BAFFR 基因的突变	低循环免疫球蛋白（主要是 IgG、IgM 和 IgA）
严重的联合免疫缺陷	CD132 基因（X 染色体）	IL-2、IL-4、IL-7、IL-9、IL-15 和 IL-21 的产生受损，导致 T 淋巴细胞和 B 淋巴细胞缺乏分化和成熟
X 性连锁无丙种球蛋白血症	Btk 基因（X 染色体）	没有产生丙种球蛋白，随后缺乏成熟的 B 淋巴细胞产生
维斯科特 - 奥尔德里奇综合征	WAS 基因（X 染色体）	淋巴细胞和血小板细胞骨架发育受损，使人容易出血和感染
迪格奥尔格综合征	22q11.2 位点基因的缺失（22 号染色体）	胸腺发育不全，从而导致 T 细胞缺乏成熟
毛细血管扩张性共济失调综合征	ATM 基因（染色体 11）	IgA 和 IgG 水平低（IgM 可以是高或低）。CD4 计数低。影响淋巴细胞存活

选择性 IgA 缺乏症是比较常见的 PID 之一，大约每 600 人中就有 1 人天生患有这种疾病，所以您在美容整形手术中有可能遇到患有这种疾病的求美者。它削弱了黏膜的免疫反应，使求美者感染的风险增加，特别是在丰唇或隆鼻后。

继发性免疫缺陷疾病

继发性免疫缺陷疾病（SID）是在个人的生命中获得的。可进一步分为抑制免疫系统的医学或身体条件，以及由于医疗治疗引起的医源性免疫缺陷（**表 13.4** 和 **表 13.5**）。SID 比 PID 更常见，因此，您必须对相关疾病有良好的认识，以确保安全实践。一个特别常见的继发性免疫缺陷疾病的例子是 2 型糖尿病（TIIDM），在英国有 1/16 的人受该疾病影响。通过了解像 TIIDM 这样的疾病如何抑制人体的免疫系统，您将能够正确地告知患有这些疾病的求美者，使他们在开始治疗前获得知情同意。

表 13.4　导致继发性免疫缺陷的条件

疾病	体征和症状	对免疫系统的影响
糖尿病	疲劳、多尿、口渴、神志不清、情绪易波动、昏迷	中性粒细胞趋化性、黏附性和吞噬作用降低，向巨噬细胞的分化减少，补体级联激活受损
艾滋病病毒 / 艾滋病	疲劳、体重下降、反复感染	CD4（辅助 T 细胞）数量减少，导致 CD4：CD8 比例逆转，随后出现免疫抑制
营养不良（营养不足或营养过剩）	体重下降 / 增加、头发和牙齿脱落、疲劳、头晕	先天免疫功能和适应性免疫功能下降（IgA/B 细胞计数下降，淋巴细胞反应降低）
转移性恶性肿瘤	恶性肿瘤史。"牙痛"到消瘦。夜不能寐，身高变矮。无缘无故地骨折	骨髓中的白细胞生成减少
血液学的恶性肿瘤	盗汗、体重下降、疲劳、淋巴结肿大、腹部不适	白细胞可能分化不良 / 功能较差
骨髓疾病（如：骨髓纤维化）	疲劳、呼吸短促、易瘀伤、易出血、盗汗	骨髓中的白细胞生成减少
慢性肾病	水肿、乏力、体重下降、食欲不振	B 细胞表达下调，单核细胞杀菌能力下降
脾脏切除术	脾脏切除史（通常继发于创伤）	低循环浓度的 IgM，循环 T 细胞减少，淋巴细胞增殖反应减少
血红蛋白病（如：地中海贫血）	疲劳、黄疸、腹胀、尿液呈黑茶色	B 细胞和 T 细胞功能下降，免疫球蛋白生成减少

表 13.5　免疫抑制药物

药物	适应证	对免疫系统的影响
环孢素	预防移植物抗宿主病	可逆抑制细胞介导和抗体特异性免疫反应
硫唑嘌呤	预防移植物抗宿主病。也用于单独皮质类固醇治疗不足的自身免疫性疾病	阻碍 DNA 合成并导致快速分裂细胞死亡
氨甲蝶呤	类风湿性关节炎、化疗、银屑病、克罗恩病	抑制 T 细胞活化，抑制 T 细胞的细胞内黏附分子，选择性减少 B 细胞
糖皮质激素	内源性糖皮质激素的替代品，类风湿性关节炎、炎症性肠病、哮喘	减少 T 细胞和 B 细胞的产生数量和减弱其功能。抑制补体级联
霉酚酸酯	与糖皮质激素和环孢素一起使用，以防止急性移植排斥反应	削弱 T 细胞和 B 细胞的增殖

为了避免混淆，我们将把 SID 分为"条件"和"药物"。通过了解哪些情况会使人易患免疫缺陷，以及一些尚未确诊的主要体征和症状，您将能够正确评估并同意求美者接受治疗。与医疗条件类似，了解免疫抑制药物的适应证和药理学也很重要，这样您就不会在无意中治疗免疫抑制的求美者，使他们面临不应有的风险。

感染的体征和症状

感染和炎症的主要表现为以下 4 个主要症状：

（1）痛苦（疼痛）。

（2）发红（红斑）。

（3）热量。

（4）肿瘤（肿胀）。

如果求美者向您讲述了疑似感染的症状，请注意以上症状。花点时间正确评估注射部位及其周围的疼痛、红斑、发热和肿胀情况。询问求美者按压的部位是否疼痛，以及他们什么时候注意到身体的不适。感染可能需要几天的时间才能出现症状，特别是他们一直在服用对乙酰氨基酚或布洛芬来帮助缓解最初的术后不适。如果求美者在治疗后 24h 内给您打电话反映这些症状，就不太可能是感染，因为它不可能在短时间内出现临床症状，但评估它们是否为感染仍然很重要。

有时，单纯的淋巴结病变可能是感染过程的第一个表现。幸运的是，由于其相对可预测的引流模式，通常可以沿着淋巴管的路线"追溯"以试图确定感染病灶。不要忘记，疼痛性淋巴结病通常与感染或炎症有关，但无痛性淋巴结病应引起临床对恶性过程的怀疑。作为简短的辅助回忆，**表 13.6** 列出了与面部美容学相关的结构的预期淋巴引流，概述了第 3 章中讨论的解剖学考虑：

表 13.6　面部淋巴引流

淋巴结	位置	引流
眶下	鼻唇沟	眼睑内侧、眼角、鼻子
颊肌	口角	下睑、脸颊、颞区
下颌	咬肌前	脸颊和下唇
颧骨	颧弓	眼睑、外眦、颞区
浅表非面部	耳屏前	前额、颞区、鼻根、耳郭
耳郭前	耳屏前	前额、颞区、鼻根、耳郭
耳下	腮腺下缘与胸锁乳突肌前缘之间	后脸颊、鼻子、上睑
腺体深部	腮腺内	前额、颞区、侧眼睑、泪腺、外耳、中耳

脓肿

感染，特别是细菌感染，可能会发展成脓肿。脓肿是由肉芽组织包围的脓液集合体，在检查求美者时，您可能会摸到一个波动的肿块。触诊时，患处通常会触痛、温热，并产生极度的疼痛感。患有脓肿的求美者还常常出现反复发热，即周期性的高热。因此，如果求美者在注射填充剂后出现这些症状，那么脓肿应该作为您的主要鉴别诊断。对此保持高度怀疑，并安排紧急治疗。

请注意：关于蜂窝织炎的讨论，请参阅第 10 章的相关章节。

脓肿的治疗

脓肿是由细菌感染在软组织的腔内形成的脓液的集合体。细菌释放有毒物质，导致周围细胞坏死。正如我们之前讨论的缺血性坏死，当 T 细胞和 B 细胞侵入坏死组织区域以抵抗感染时，外围的细胞会发生凋亡，在坏死区域周围形成一个边界，以避免感染的进一步扩散。作为炎症反应的一部分，免疫细胞释放促炎症细胞因子，如：IL-6、IL-10 和 TNF-α，从而延长局部组织的疼痛、红斑和肿胀。脓肿腔内的脓液由组织碎片、死细胞、白细胞和细胞外液组成。

治疗脓肿的历史可追溯到几千年前，在拉丁语中有一句格言："Ubi pus，ibi evacua!"这句话的意思是"哪里有脓，就在哪里引流"。注射皮肤填充剂后的脓肿主要以下方式之一出现：局部发热、发红、发胀和波动的肿块。脓肿可能继发于直接接种皮肤与皮下组织共生感染，然而，如果整个治疗区域在急性期出现脓肿，需要注意可能是一批皮肤填充剂被感染。皮肤填充剂注射术后形成的脓肿不仅引发感染，还使病原体在透明质酸凝胶内滋生。通过同时引入感染和糖胺聚糖，细菌将被有效地输送到一个"生长袋"中，让它们在新的环境中茁壮生长，使脓肿的引流和治疗比单纯的皮肤脓肿更困难。

脓肿需要紧急且明确的处理。第 1 步是通过抽吸来排出脓肿，并由微生物学家进行显微镜检查和培养。由于组织酸度的增加，炎症皮肤的麻醉会变得困难。因此，在抽吸或切开脓肿之前，如果您接受了适当的培训并具备条件，可以对求美者进行充分的麻醉。尽可能多地把脓液抽出，这不仅有助于诊断，还有助于治疗（因为抽干脓液，求美者会感到明显好转）。

排出脓肿后，开始给求美者使用高剂量广谱抗生素（如：克林霉素），并确保有足够的厌氧覆盖。一些临床医生也建议在脓肿形成后使用透明质酸酶来溶解填充剂。

给予适当的镇痛药物，因为脓肿的疼痛感强烈。每天对求美者进行观察，如果您怀疑治疗效果不佳，或者求美者症状持续恶化，那么就把他们紧急转诊到有经验的整形或颌面外科医生那里，因为他们可能需要进行手术引流。同时给他们写一封信，详细说明使用的产品、剂量、治疗时间，以及治疗脓肿的步骤。与蜂窝织炎类似，确保向产品制造商提供所使用产品的批号信息。

过度填充

在一个部位过度注射填充剂是一个常见的错误，尤其是当您经验不足的时候，可能没有意识到将填充剂注射到特定组织平面所需的适当压力。在治疗嘴唇时，由于缺乏覆盖的皮下脂肪和结缔组织，过度填充的效果通常更明显。过度填充的风险不仅导致不理想的美容效果，还可能导致血管闭塞和感染。

在治疗过程中，由于填充剂的使用造成局部肿胀，可能难以识别过度填充的区域。如果您确信您已在某一部位注射了过量的填充剂，您需要做的第一件事就是告诉求美者。诚实地向他们说明发生了什么，以及您打算如何解决这个问题。这样做可以减少他们的困惑，允许求美者知情同意，并遵守您的坦诚义务。

矫正过度填充的第 1 种方法是将填充剂挤出体外，就像挤牛奶一样。例如，在治疗嘴唇、鼻唇沟或嘴角纹时，将拇指放在嘴唇内部，食指放在皮肤上，沿注射线的路径从远端向近端施加压力，试图将填充剂挤出注射部位。对于在骨骼突出部位（如：脸颊）的过度填充，您可以在挤出填充剂时，仅使用拇指，并依靠下面的骨骼为填充部位增加压力，以将填充剂挤出。

第 2 种方法是简单地在对侧注射更多的填充剂。这将取决于您的美容审美观，因为这有可能创造出一个更理想的美容效果。如果是这种情况，您可以征得求美者的同意，在另一侧进行填充剂注射，并告知他们由此可能会导致病情恶化的风险。在丰唇时，这种策略可能更有意义，因为有些求美者可能希望嘴唇比之前更大。当您对自己的能力更有信心时，最好采用这种策略，确保求美者已经知情同意。如果仅仅为了矫正不对称而添加填充剂，而无法达到理想的美容效果，这是不明智的。

如果您和求美者在一起时未发现过度填充的区域，而是他们主动联系您告知这一情况，首先要进行评估求美者。在检查时，您可能会发现它只是软组织肿胀，该区域没有多余的填充剂，您可以告知求美者，它会自行消退。如果您和求美者相信它能产生理想的美容效果，可以在对侧添加一点填充剂来平衡一下。然而，要警惕的是，术后肿胀部位可能具有感染性，随后，在进行任何进一步治疗之前，要确保对其进行上述感染迹象的筛查。

可以说，治疗过度填充的最激进方法是局部注射透明质酸酶来溶解皮肤填充剂。该酶能够分解组织中的透明质酸，从而减少填充剂的容量。然而，透明质酸酶治疗可能存在危险性，主要包括过敏反应和不理想的美容效果。透明质酸酶由动物衍生物制成，因此可能引发过敏反应，包括危及生命的过敏性休克。另一个考虑因素是：一旦您使用了透明质酸酶，您几乎无法控制它会溶解多少填充剂（实际上是天然透明质酸）。因此，在进行手术之前，必须征得求美者同意，并告知他们可能出现过敏反应、过敏性休克和美容效果不佳等问题。通常情况下，它们可能需要在未来使用皮肤填充剂进行进一步治疗，以矫正已经溶解的区域。为了降低过敏反应的风险，建议先用小剂量的透明质酸酶进行皮肤点刺试验。在手臂表面注射少量酶，并监测几分钟。如果出现皮肤红肿或其他过敏反应症状，那么求美者很可能对透明质酸酶过敏，因此，禁止使用透明质酸酶进行治疗。如果他们在点刺试验期间或使用后出现过敏或过敏反应症状（如：瘙痒、风团、喘息或呼吸困难），则应按照本章后面讨论的方法迅速进行相应治疗。

最后一种方法是先向求美者道歉，然后采取"观察和等待"策略。如果过度填充的部位没有引起求美者任何明显的情绪波动或身体不适，并且您确定没有潜在的感染或血管闭塞的风险，您可能会选择将其保留在原位。在过度填充后，任何干预都是有风险的，并且由于填充剂会随着时间的推移而自然降解，因此仅监测情况并让其顺其自然恢复是非常明智的。有些求美者对这种方法非常满意，作为医生，您有责任在进行任何进一步治疗之前告知求美者这是一种选择。

急性填充剂肿块

肿块和凹凸不平的隆起是注射皮肤填充剂后常见的现象。形成肿块的两个最常见的原因是在不适当的位置注射填充剂和注射填充剂层次过浅。不太可能是填充剂本身的问题，除非您在特定的组织平面内使用了黏度不正确的填充剂。

如果您在一个部位注射填充剂后发现肿块，首先需要对它进行评估，以确定其主要是由于注射填充剂引起的，而不是软组织水肿或小血肿。如果是填充剂肿块，它应该是可压缩且有弹性的，与其他填充部位的感觉相似。水肿肿块会稍微坚硬一些，而血肿通常呈现为明显的深色瘀伤，并且通常摸起来很软。一旦确定有填充剂肿块存在，最有效的治疗方法是局部按摩。如果是嘴唇内的肿块，那么让求美者舔嘴唇，因为唾液是一种有效的润滑剂，可以减少按摩时的摩擦。如果是鼻唇沟内的肿块，那么求美者通常需要没有润滑的按摩。使用食指和拇指按摩肿块，使填充剂沿着整个组织平面平滑。对于急性肿块，不需要通过穿刺部位挤出填充剂，只需在隆起的部位重新分配填充剂，以实现有效的美容效果。及时按摩通常会使填充剂在软组织内消散，并防止形成任何坚硬或持久的肿块。如果在注射时产生了肿块，那么建议求美者按摩该肿块 10～14 天。嘱求美者彻底清洁双手，使用前文概述的技术，每天按摩嘴唇 2 次，通常在刷牙后进行（这样做的原因是每天进行 2 次，不容易忘）。

由于局部水肿，微小的肿块在填充手术时可能不容易察觉。几天后，随着肿胀的消退，这些肿块会变得明显可见。通常在微笑、大笑或说话拉伸覆盖组织时才能看到它们。在唇部，它们是最麻烦和最令人不满的，因为它们呈米白色，与唇部本身正常的粉红色形成鲜明对比。如果求美者在治疗后两周内注意到这些肿块，那么您可以再次建议他们按摩该区域。建议及时预约面对面评估，以排除这些肿块是否存在更令人担忧的情况，例如感染或脓肿。如果肿块没有消退，则有 3 个合理的选择：第 1 个选择是等待几周，然后重新注射填充剂以将肿块埋在新的填充剂内；第 2 个选择是不进行任何干预，等待它们自然溶解；第 3 个选择是积极去除肿块，可以通过注射透明质酸酶或局部麻醉下切开和手动切除肿块来实现。

有些肿块仅在触诊时才能发现，但并没有影响美容效果。如果是这种情况，而求美者只是顺便提出了这个问题，那么通常建议您不要进行干预。如果肿块没有给求美者带来任何实质性的困扰，填充的部位看起来也很好，那么就没有必要进一步干预，这只会增加感染、过敏反应和不理想的美容效果的风险。

丁达尔效应

丁达尔效应是指光在胶体溶液中的粒子散射时产生的现象。在这里，我们不会过多地深入探讨其背后的科学原理，只需注意在胶体溶液中，蓝光比红光更容易发生散射。这意味着，透明的胶体溶液，如：皮肤填充剂，可能呈现蓝色的色调。这与您的美容实践相关，皮肤填充剂是一种胶体溶液，因此可以形成蓝色的色调并使周围的皮肤出现色彩变化。在急性期，丁达尔效应常被误认为是深度瘀伤。然而，与瘀伤不同的是，其主要特征是在接下来的几周内不会自行消退（**图 13.4**）。

为了减少丁达尔效应的发生概率，需要考虑一些因素。首先是确保填充剂的注射深度正确。填充剂注射得越浅，光线到达的机会就越多，因此，变蓝色的潜在风险就越大。其次是填充剂的容量，因为填充剂的容量越大，光散射的量就越多，丁达尔效应的发生概率也会增加。因此，当您为求美者大剂量注射填充剂时，强调这种风险非常重要。

关于求美者因素，丁达尔效应更易发生在组织较薄、皮肤质量较差和年龄较大的求美者身上。最容易发生的解剖部位包括泪沟、口周区和鼻唇沟。

如果求美者出现丁达尔效应，首先应尝试按摩该区域，试图减少填充剂的容量和随之而来的光散射效应。如果发现这种方法毫无效果，可以考虑使用大直径针头重新刺穿该部位，并挤出填充剂。如果两个方法都失败了，那么您可以考虑用透明质酸酶溶解填充部位的填充剂。有的求美者不会觉得丁达尔效应很麻烦，他们可以在化妆时掩盖住这个区域，所以在这个群体中，等待填充剂自然溶解可能是最好的。

过敏反应

任何治疗后的过敏反应对生命都是一种非常严重的威胁，如前所述，尤其在使用透明质酸酶后更容易发生过敏反应。在进行临床美容手术时，您必须随身携带一个"急救包"，里面装着必要的药物和气道辅助设备，以便在发生这种情况时挽救求美者的生命。

为了能够及时处理过敏反应，首先您必须了解过敏反应的机制及其对身体的生理影响。Philip Gell 和 Robin Coombs 于 1963 年首次提出了超敏反应的分类系统，该系统至今仍在使用（**表 13.7**）：

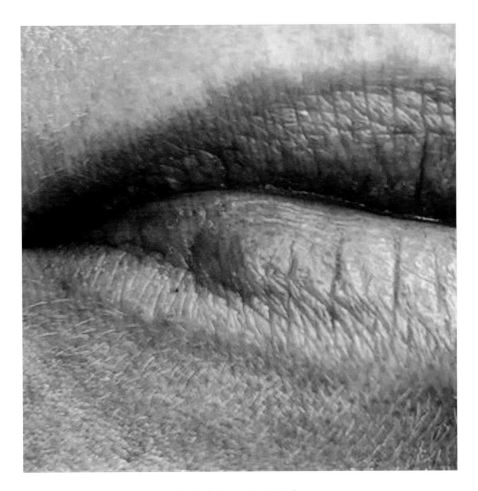

图 13.4　丁达尔效应

表 13.7　Gell 和 Coombs 超敏反应的分类系统

类型	实例	介质	影响
I 过敏	特应性反应 过敏反应 过敏性休克	免疫球蛋白 E（IgE）	I 型反应发生在几秒到几分钟内，由过敏原引发超敏反应。抗原将肥大细胞和嗜碱性粒细胞上的 IgE 交联，引发组胺等分子的释放
II（细胞毒性）	血小板减少 Goodpasture 综合征 自身免疫溶血性贫血	IgM/IgG 补体级联 膜攻击 复合物（MAC）	抗体与机体认为是外来的原生细胞上的抗原结合，这会通过 MAC 导致细胞破坏
III（免疫复合物）	类风湿性关节炎 系统性红斑狼疮 全身性红斑狼疮 超敏反应 肺炎	IgG 补体级联 中性粒细胞	IgG 与循环抗原结合并形成免疫复合物。然后沉积在微小的毛细血管中，引起这些部位的局部免疫反应
IV（细胞媒介）	接触性皮炎 腹腔疾病 慢性移植排异	T 细胞	Th1 细胞被抗原激活，随着未来的暴露，Th1 细胞激活巨噬细胞并引发异常的炎症反应

需要注意的是，还存在第 5 种超敏反应，其性质类似于 V 型超敏反应。II 型和 V 型超敏反应的主要区别在于：在 V 型反应中，抗体与细胞表面受体结合并抑制细胞的信号传导。V 型超敏反应的例子包括格雷夫斯病和重症肌无力。

在皮肤填充剂隆起的急性阶段，我们主要关注的是 I 型超敏反应。对于这种反应，我们必须了解一系列的事件，因为如果不及时治疗，可能会导致致命的过敏反应。

过敏反应的病理生理学机制

过敏反应属于 I 型超敏反应，是一种严重的全身过敏反应，需要免疫球蛋白 E（IgE）抗体与特定过敏原接触。不可避免的是，每个人都会产生一定程度的与过敏原相关的 IgE 抗体。然而，只有大约千分之一的人会经历真正的过敏反应。需要注意的是，有过敏史的人更容易发生这种反应，特别是哮喘与死亡率增加相关。然而，目前尚不清楚哮喘和过敏性休克的严重程度之间是否存在真正的因果关系，可能只是它们更容易引起危及生命的支气管痉挛。

过敏反应的第 1 步是 IgE 与过敏抗原的结合。结合后的 IgE 随后激活肥大细胞、嗜碱性粒细胞和嗜酸性粒细胞上的 Fc ε RI 受体，从而启动一个被称为脱颗粒的过程。肥大细胞分布于上呼吸道、下呼吸道、皮肤下和胃肠道内，以便它们有最好的机会拦截我们接触、吸入或摄入的过敏原。

颗粒是存在于细胞质内的分泌性囊泡。它们充当物质的储存单元，以惰性方式保存，并在需要时释放到细胞外环境中。

从本质上讲，脱颗粒是指将上述颗粒内容物从细胞内释放到其周围环境中。关于过敏性休克，其释放机制是在促炎症细胞（如：肥大细胞）被 IgE- 抗原复合物激活后，通过酪氨酸激酶的磷酸化级联进行的。磷酸化级联的意义在于，通过酶的磷酸化，一个小的信号可以通过一系列简短的化学反应迅速和显著地放大。这种磷酸化级联导致细胞内钙的内流，从而触发脱颗粒的发生。当肥大细胞脱颗粒时，它们释放出促炎症介质，如：组胺、前列腺素和细胞因子，如：TNF-α（**图 13.5**）。

促炎症细胞因子释放的综合作用是外周血管舒张、平滑肌收缩、肺血管收缩和毛细血管通透性增加。在过敏反应中，这种反应的总体效果是喉咙发紧、黏膜肿胀，以及重要器官的血液供应减少。简单来说，正是这些微小的化学介质的释放导致了危及生命的过敏性休克。

过敏反应的体征和症状

过敏性反应可在接触致敏原后的几秒钟到几分钟内出现。体征和症状包括以下内容：

- 面部潮红。
- 出汗。
- 面部肿胀。
- 嘴唇和舌头肿胀。
- 荨麻疹。
- 喘息。
- 低血压。
- 心动过速。
- 呼吸急促。
- 四肢温暖而湿润。

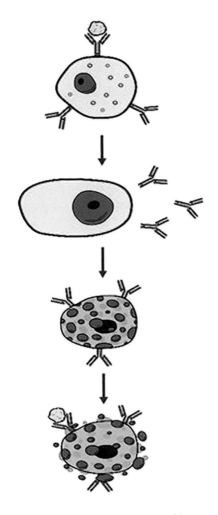

图 13.5　肥大细胞脱颗粒

过敏反应可通过两个级联事件导致求美者死亡。第 1 种是通过继发于气管水肿和支气管痉挛的气道阻塞；第 2 种是组胺释放引起的全身血管扩张和随之而来的低血压，这可能导致过敏性休克。这两种途径的结合很有可能导致求美者死亡。

过敏反应的治疗

及时识别和应对过敏反应可以挽救求美者生命。您要记住过敏反应的体征、症状和处理方法，这样您才能有效地进行治疗，防止悲剧发生。

如果求美者在进行手术时抱怨有瘙痒、胸闷、舌头肿胀、喘息或呼吸困难，那么您应该立即停止手术，以防止使用更多的相关过敏原。花点时间评估求美者是否存在上述症状，如果您怀疑是过敏反应，那就不要浪费时间，立即打电话求助。尽量引起附近所有人的注意，并指示他们叫救护车，通知急救部门，您有一个求美者出现过敏反应。

无论何时进行美容治疗，都要准备一个过敏急救包。确保定期检查设备和药品，以确保它们功能齐全且在有效期内。如果需要使用包装中的任何设备，请重新订购，并且在您重新组装和正确组织包装之前不要提供任何治疗（图 13.6）。如果没有正确储存和维护过敏急救包可能会导致严重且致命的后果。

即使求美者在您的治疗后初步完全康复，他们也仍然需要前往医院。这是因为一旦肾上腺素被代谢掉，存在出现"反弹性过敏反应"的风险。与感染的情况类似，当求美者被送往医院时，给他们的临床医生写一封简短的信，详细说明您所进行的美容治疗以及用于治疗过敏反应的药物和剂量。您还应与供应商联系，告知所使用产品的批号，以便供应商进行调查。最后，不要忘记补充您的"急救包"，其中包括：氧气、沙丁胺醇、肾上腺素、氢化可的松和氯苯那敏。

晚期并发症：迟发性结节

迟发性结节本质上是在注射部位或邻近部位出现新的结节或肿块。这些结节往往在治疗后的几个月内出现，如果不及时治疗，可能会给求美者带来心理困扰。迟发性结节的发生概率可以从求美者、医生和产品等多个方面因素进行分析。如果在技术上操作不当，或者在不正确的部位注射填充剂，这些因素可能会产生累积效应。

迟发性结节被认为是Ⅳ型自身免疫反应，因此更有可能发生在有过敏反应史的求美者身上，如：哮喘和特应性湿疹。由于这种理论上的风险，对任何患有自身免疫性疾病（如：系统性红斑狼疮或类风湿性关节炎）的求美者也应予以注意。据报道，迟发性结节在嘴唇或口腔周围等高度活动区域的发病率也较高。

毫不奇怪，如果由对相关解剖学有深入了解的有经验的医生进行手术，则迟发性结节（以及任何并发症）的发生率会降低。注射填充剂过浅会极大地增加结节形成的风险，同样，在真皮或表皮浅层使用不合适浓度的填充剂也是如此。接受治疗的部位也会增加迟发性结节的风险，活动区域较多和皮下组织较少的部位风险更大。此外，皮肤填充剂的成分也可能是一个独立的风险因素，因为颗粒状凝胶似乎会产生更大的局部炎症反应，从而更有可能导致迟发性结节的形成。最后要考虑的问题是关于大量注射填充剂的"团块注射"。纤维囊可能在软组织的皮肤填充剂表面的大囊中形成。这些囊可能会发生瘢痕化和收缩，在此位置形成潜在的疼痛结节。

嘴唇是最容易形成结节的部位之一，这可能是由于该部位的真皮层较薄、细菌菌群较为顽强，以及底层肌肉过度活跃。另一个需要注意的部位是眼眶周围的填充剂，该区域有复杂的血管、淋巴和神经解剖结构，存在骨骼突起，且上面的脂肪相对较少，皮肤也较薄。因此，只有经验丰富、对相关解剖有深入了解的专业人员才能对该区域进行治疗。

迟发性结节可分为非炎症性结节和炎症性结节：

过敏反应急救包的内容物
√ 氧气瓶
√ 非重复呼吸口罩
√ 0.5mL 肾上腺素 1：1000 溶液（一定要至少有 2 支）
√ 绿色导管和生理盐水冲洗液
√ 200mg 氢化可的松和 10mg 氯苯那敏
√ 1L 生理盐水

图 13.6　过敏反应急救包的标准样品内容物

非炎症性结节

非炎症性结节可能在某种程度上是一个误称，因为非炎症性结节被认为是皮肤填充剂注射后的低级慢性炎症反应。非炎症性结节形成的最大危险因素是填充剂在不正确的解剖平面上沉积或使用不当的填充剂。非炎症性结节的典型特征是坚硬，边界清晰且光滑，触诊时没有触痛或发热。如果这些结节位于浅表位置，它们可能也是可见的，并且与周围皮肤相比呈现较浅的颜色。

非炎症性结节的处理通常取决于其大小。小结节通常可以在治疗部位注射等量的生理盐水或利多卡因来治疗。这项技术可以移位结节，并有希望将其分散到局部软组织中。另一种方法是使用 21G 的针头切除并抽吸结节。然而，对于较大的结节，如果对求美者造成了困扰，可能需要使用透明质酸酶进行溶解。如果您的尝试证明无效，那么您可能需要重新考虑是否为炎症性结节。

炎症性结节

与非炎症性结节相比，炎症性结节的主要鉴别因素之一是它们经常表现为疼痛和红斑。目前，关于炎症性结节的形成的结论是，治疗区域被低级别的慢性感染所污染。这些感染的引入可能是由于污染的填充剂或在治疗时直接接种了皮肤共生菌。炎症性结节可能很难治疗，因为有证据表明，致病细菌可能分泌一种聚合物外套，以保护自己免受免疫系统和抗生素制剂的侵害。然后，细菌可能会休眠一段不确定的时间，直到当地环境有利于其复制，就像动物冬眠一样。一旦细菌苏醒，它们就可能发展成肉芽肿性炎症、脓肿或炎症性结节。

请注意，炎症性结节的治疗只能由经验丰富，并接受过皮肤填充剂并发症治疗方面的高级培训的医生进行。如果您觉得自己未达到专业水平，将求美者转诊给皮肤科医生或整形外科医生是完全没有问题的。及时转诊可以为求美者带来最佳的美容和整体效果。

炎症性结节的初步处理是使用抗生素。合理的选择是克拉霉素 500mg 和（或）四环素 100mg，每天 2 次，持续 4 周。如果求美者对这些药物过敏，那么三线抗生素是环丙沙星 500mg，每天 2 次，持续 2 周。但是，环丙沙星会增加假膜性结肠炎、跟腱断裂和心律失常的风险。为慎重起见，先让求美者接受双抗生素治疗 4 周，然后再进行复查，以确保他们的症状在临床上得到改善。

如果求美者在 4 周抗生素治疗后没有好转，那么可以考虑使用透明质酸酶溶解结节。在进行透明质酸酶治疗的同时，您可以继续使用抗生素。如果使用透明质酸酶治疗有效，可以每 4 周溶解 1 次，直到它们完全溶解。如果使用透明质酸酶治疗无效，那么您应该探索其他的治疗选择。

对于难治性炎症性结节的治疗，可以考虑病灶内注射类固醇和（或）开始使用别嘌呤醇，并继续使用抗生素，具体取决于评估医生的临床判断。需要注意的是，类固醇治疗的常见副作用是局部组织萎缩、变色，以及潜在感染或脓肿的恶化。其他根治性治疗方法包括用激光治疗或通过射频消融进行局部热疗。如果上述方法均无效，就需要由经验丰富的医生或在正规手术室进行手术切除。

持续肿胀

如前所述，注射皮肤填充剂后的肿胀通常在治疗后的早晨达到顶峰，并持续 2 天到 2 周。然而，在某些情况下，求美者可能在治疗后第 2 天出现肿胀，而且持续时间远远超过预期。肿胀可能涉及整个治疗部位或其中一部分。尽管这是一种良性现象，但对医生和求美者来说都是相当痛苦的，因为主要的治疗方法就是保持观察，不采取任何干预措施。

与所有的并发症类似，强烈建议对任何报道持续肿胀的求美者进行紧急检查，以评估任何潜在的感染或对填充剂本身的反应。持续的肿胀通常是无痛的，虽然可能有轻微的触痛，但远不及脓肿或蜂窝织炎的疼痛。一旦您确信求美者没有严重的潜在病变，您就可以向他们解释，这种肿胀可能会在未来几周内消退（根据作者的经验，这一过程可能需要一个月的时间才能完全消退）。这种观察和等待的策略需要求美者和医生之间的高度信任，也需要医生对自己的临床敏锐度有足够的信心。要求求美者每周拍一次照片并发送给您，以便您能监测肿胀的大小情况。如果术后 2 个月仍未消退，那么很可能是您对该部位进行了过度治疗，而不是单纯的术后肿胀。在这种情况下，您应该如实地告知求美者，并按照本章前面详述的"过度填充"一节中的方法，解决不对称问题。

图 13.7 所示的一系列照片详细描述了延迟和持续的术后肿胀的巨大影响。照片分别于治疗后即刻、治疗后第 2 天、治疗后 1 周和治疗后 1 个月拍摄的。6 周后，肿胀完全消失，嘴唇轮廓均匀，美容效果令人满意。

晚期并发症：异物肉芽肿

异物肉芽肿通常表现为无菌性红斑结节、斑块或丘疹，可能会或可能不会溃烂。它们是注射皮肤填充剂后一种比较常见的炎症并发症，属于身体对异物进行免疫反应的一部分，而这种异物不能立即被酶或吞噬反应所纠正。当无法吞噬该物质时，巨噬细胞就会分泌促炎症细胞因子，以吸引更多的巨噬细胞和单核细胞来隔离外来物质。巨噬细胞也可分化为上皮样组织细胞或异物巨细胞，这些细胞是肉芽肿的病理特征，在组织学上表现为肉芽肿反应。

皮下填充剂治疗中，大约每 100 次注射中就会有 1 次形成肉芽肿，并且可能有长达数月至数年的潜伏期。注射过程中准确记录填充剂种类和治疗时的产品信息非常重要，这将在未来的诊断和管理中具有很大的价值。注射过量填充剂和含微粒子填充剂、治疗部位有先前感染史，以及局部受到直接创伤等情况会增加肉芽肿的发生概率。从理论上讲，高循环 IgE 和具有哮喘、湿疹等特应性疾病的求美者，也被认为更容易发生肉芽肿。

与治疗炎症性迟发性结节类似，异物肉芽肿的治疗应由经验丰富的医生进行，这些医生在这些结节的保守治疗和手术治疗方面接受过正规的培训。初始治疗建议采用皮内注射类固醇的方法。同时注射透明质酸酶以溶解肉芽肿成分也可能是有用的。如果保守治疗失败，下一步是手术切除异物及其周围的肉芽囊。如果求美者希望进一步治疗，则应由经验丰富的医生或外科医生在手术室内进行切除，以避免术后感染和瘢痕形成的风险。

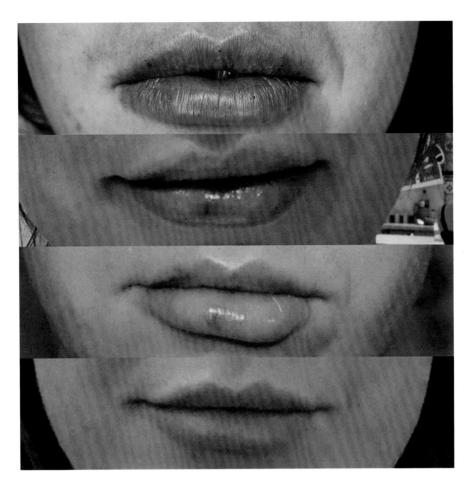

图 13.7　丰唇术后持续肿胀

参考文献

[1]Akinbiyi T., et al., "Better Results in Facial Rejuvenation with Fillers" International Open Access Journal of the American Society of Plastic Surgeons 2020 Oct; 8(10): 2763.

[2]Berman A., Chutka D., "Assessing Effective Physician-Patient Communication Skills: 'Are You Listening to Me, Doc?'" Korean Journal of Medical Education 2016 Jun; 28(2): 243–249.

[3]Bjorksten J., "The Crosslinking Theory of Aging" Journal of the American Geriatrics Society 1968 Apr; 16(4): 408–427.

[4]Bjorksten J., Tenhu H., "The Crosslinking Theory of Aging: Added Evidence" Experimental Geronotology 1990; 25(2): 91–95.

[5]Boss G., Seegmiller J., "Age-Related Physiological Changes and Their Clinical Signifi cance" Western Journal of Medicine 1981 Dec; 135(6): 434–440.

[6]Byrd A., Belkaid Y., Segre J., "The Human Skin Microbiome" Nature Reviews Microbiology 2018 Jan; 16: 143–155.

[7]Canedo-Dorantes L., Canedo-Ayala M., "Skin Acute Wound Healing: A Comprehensive Review" International Journal of Infl ammation 2019 Jun; 10: 1155.

[8]Chatterjee N., Walker G., "Mechanisms of DNA Repair and Mutagenesis" Environmental and Molecular Mutagenesis 2017 May; 58(5): 235–263.

[9]Choon P.D., Geun Y.S., "Aging" Korean Journal of Audiology 2013 Sep; 17(2): 39–44. Farage M., et al., "Intrinsic and Extrinsic Factors in Skin Ageing: A Review" International Journal of Cosmetic Sciences 2008 Mar; 30(2): 87–95.

[10] Francheschi C., et al., "The Continuum of Aging and Age-Related Diseases: Common Mechanisms But Different Rates" Frontiers in Medicine 2018 Mar; 5(61).

[11] Funt D., Pavacic T., "Dermal Fillers in Aesthetics: An Overview of Adverse Events and Treatment Approaches" Clinical, Cosmetic and Investigational Dermatology 2013 Dec; 6: 295–316.

[12] Ganceviciene R., "Skin Anti-Aging Strategies" Dermato Endocrinology 2012 Jul; 4(3): 308–319.

[13] I banez-Berganza M., et al., "Subjectivity and Complexity of Facial Attractiveness" Nature Scientifi c Reports 2019 Jun; 8364.

[14] Jin K., "Modern Biological Theories of Aging" Aging and Disease 2010 Oct; 1(2): 72–74. Kassir M., et al., "Complications of Botulinum Toxin and Fillers: A Narrative Review" Journal of Cosmetic Dermatology 19(3): 570–573.

[15] Kee J., et al., "Communication Skills in Patient-Doctor Interactions: Learning from Patient Complaints" Heath Professions Education 2018 Jun; 4(2): 97–106.

[16] Kennedy S., Loeb L., Herr A., "Somatic Mutations in Aging, Cancer and Neurodegeneration" Mechanisms of Aging and Development 2012 Apr; 133(4): 118–126.

[17] Kraft-Todd G., et al., "Empathetic Nonverbal Behaviour Increases Ratings of Both Warmth and Competence in a Medical Context" PLoS One 2017 May; 12(5): 1–16.

[18] Langan S., et al., "Atopic Dermatitis" The Lancet 2020 Apr; 396(10247): 345–360. Langlois J., Roggman L., "Attractive Faces Are Only Average" Psychological Science 1990 Mar; 1(2): 115–121.

[19] L ittle A., et al., "Facial Attractiveness: Evolutionary Based Research" Philosophical Transactions of the Royal Society B 2011 Jun; 366(1571): 1638–1659.

[20] MacNee W., Rabinovich R., Choudhury G., "Ageing and the Border between Health and Disease" European Respiratory Journal 2014; 44: 1332–1352.

[21] McMasters K., "Evaluation of Malignant and Premalignant Skin Lesions" in Bland K.I., et al., eds., General Surgery (2nd edn) Springer Reference 2009 1569–1578.

[22] Nestor M., Arnold D., Fischer D., "The Mechanisms of Action and Use of Botulinum Neurotoxin Type A in Aesthetics: Key

Clinical Postulates II" Journal of Cosmetic Dermatology 2020 19(11): 2785–2804.

[23] Pirazzini M., et al., "Botulinum Neurotoxins: Biology, Pharmacology, and Toxicology" Pharmacology Reviews 2017 Apr; 69(2): 200–235.

[24] Prinzinger R., "Programmed Ageing: The Theory of Maximal Metabolic Scope" EMBO Reports 2005 Jul; 6: 14–19.

[25] Raje N., Dinakar C., "Overview of Immunodefi ciency Disorders" Immunology and Allergy Clinics of North America 2015 Nov; 35(4): 599–623.

[26] Rashid S., Ngee Shim T., "Contact Dermatitis" British Medical Journal 2016 Jun; 353. Rendon A., Schakel K., "Psoriasis Pathogenesis and Treatment" International Journal of Molecular Sciences 2019 Mar; 20(6): 1475.

[27] Rohrich R., Bartlett E., Dayan E., "Practical Approach and Safety of Hyaluronic Acid Fillers" Plastic and Reconstructive Surgery: Global Open 2019 Jun; 7(6): 2172.

[28] Russell–Goldnam E., Murphy G., "The Pathobiology of Skin Ageing: New Insights into an Old Dilemma" American Journal of Pathology 2020 Apr; 190(7): 1356–1369.

[29] Silverman J., Kinnersley P., "Doctors' Non–Verbal Behaviour in Consultations: Look at the Patient before You Look at the Computer" British Journal of General Practice 2010 Feb; 60(571): 76–78.

[30] van Deursen J., "The Role of Senescent Cells in Ageing" Nature 2014 May; 509(7501): 439–446.

[31] van Heemst D., "Insulin, IGF–1 and Longevity" Aging and Disease 2010 Oct; 1(2): 147–157. Wan D., et al., "The Clinical Importance of the Fat Compartments in Midfacial Aging" PRS Global Open 2014 Jan; 1(9): 92.

[32] Williams C., et al., "Acne Vulgaris" The Lancet 2012 Feb; 361–172.

[33] Wollina U., Goldman A., Tchernev G., "Fillers and Facial Fat Pads" Open Access Macedonian Journal of Medical Sciences 2017 Jul; 5(4): 403–408.

同类书推荐

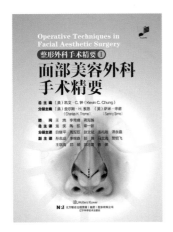

面部美容外科手术精要
定价：328.00 元

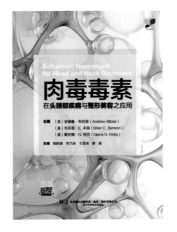

肉毒毒素在头颈部疾病与
整形美容之应用
定价：198.00 元

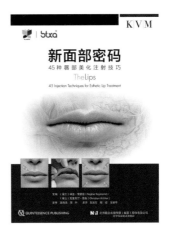

新面部密码：45 种唇部美化
注射技巧
定价：298.00 元

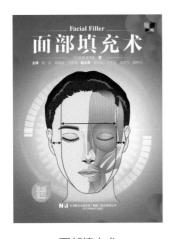

面部填充术
定价：198.00 元

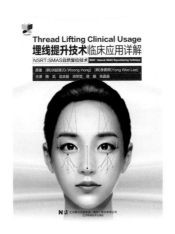

埋线提升技术临床应用详解
定价：198.00 元

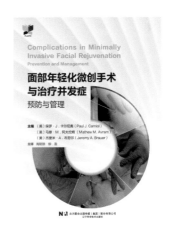

面部年轻化微创手术与治疗
并发症：预防与管理
定价：198.00 元

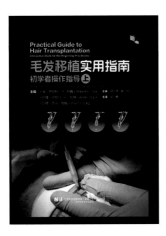

毛发移植实用指南：初学者
操作指导上
定价：198.00 元

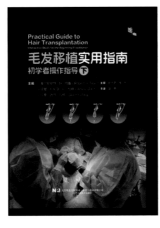

毛发移植实用指南：初学者
操作指导下
定价：218.00 元

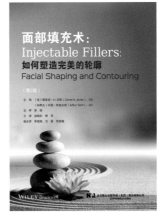

面部填充术：如何塑造
完美的轮廓
定价：268.00 元

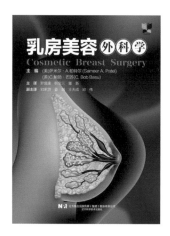

乳房美容外科学
定价：248.00 元

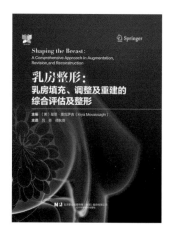

乳房整形：乳房填充、调整
及重建的综合评估及整形
定价：148.00 元

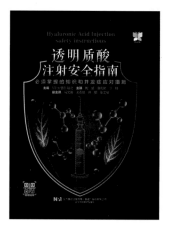

透明质酸注射安全指南：必须
掌握的知识和并发症应对措施
定价：168.00 元

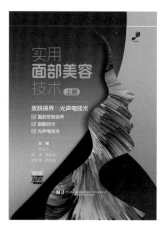

实用面部美容技术·上册
皮肤保养与光声电技术
定价：298.00 元

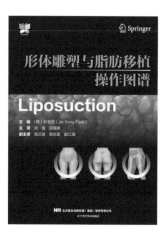

形体雕塑与脂肪移植操作
图谱
定价：248.00 元

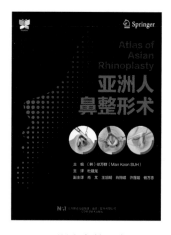

亚洲人鼻整形术
定价：550.00 元

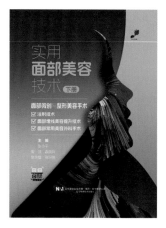

实用面部美容技术·下册
面部微创与整形美容手术
定价：298.00 元

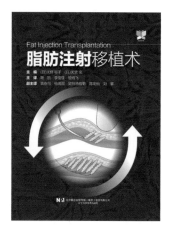

脂肪注射移植术
定价：168.00 元

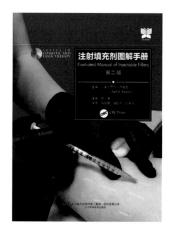

注射填充剂图解手册（第二版）
定价：168.00 元